医師が診た核の傷

現場から告発する原爆と原発

広岩近広

藤原書店

医師が診た核の傷

目次

第二章　染色体異常が生む多重がん
――すべての臓器に起こるがん――　75

第五章　福島が学ぶチェルノブイリ
——子どもたちを守るために——　217

医師が診た核の傷

現場から告発する原爆と原発

装　丁　作間順子

序章　隠された惨劇

被爆者の治療を阻んだ占領政策

その日の広島は、朝から真夏の太陽が照りつけていた。

一九四五年八月六日午前八時十五分、米軍機エノラ・ゲイは高度九千六百メートルの上空から原子爆弾を投下した。人類史上かつてない壊滅的な大打撃を与えたことを確認してから、トルーマン米大統領は英語と日本語で、次の声明を発表する。

〈今から十六時間前、米国の一航空機は日本の重要陸軍基地広島に一個の爆弾を投下した。この爆弾はTNT二万トンよりもさらに強力であり、戦史上最大の爆弾たる英国の「グランド・スラム」の二千倍以上の爆破力を有する。それは原子爆弾である。（中略）研究所の戦いは、われわれに取って海陸空の戦いに劣らず運命的な冒険であったが、今やわれわれは他の戦いに勝ったと同様、研究所の戦いにも勝ったのである。（中略）今やわれわれには日本が地上の如何《いか》なる都市に有する生産企業をも一層急速且《か》つ、完全に抹殺《まっさつ》し尽くす用意がある。われわれは彼等のドック、工場並びに通運施設を破壊するであろう。もしそこに何の失敗もなければわれわれは完全に日本の戦争遂行力を破壊するであろう。七月二十六日の最後通牒《つうちょう》がポツダムにおいて発表されたが、日本国民に文字通り破壊を味わわせない為であった。彼等の指導者は直《ただ》ちにその最後通牒を拒絶した。もし今にして彼等がわれわれの条件を受け入れないなら、彼等はこの地上に曽《かつ》て類を見ざる如き荒廃の雨を空中から期待すべきであろう。この空襲の後には、彼らの未だ曽て見ざる数と力の海陸部隊が彼等のすでによく知る通りの戦闘技術をもって従うであろう〉（『広島県史　原爆資料編』）

トルーマン声明は、日本時間で八月七日を迎えたばかりの深夜に、ラジオ短波で流れた。このとき日本政府と軍部の対応はどうであったか——。東郷茂徳外相は放送を聞くや、陸軍に真偽のほどを問い合わせている。その返答は「アメリカは原子爆弾と言っているが、そうではなく、非常に強力な普通の爆弾のようである」とのことだった。

八月七日、内閣の情報部長会議が開かれ、次の二点の「宣伝報道対策」を決定する。

一、対外的には、かかる非人道的武器の使用について徹底的に宣伝を開始し、世界の世論に訴える。

二、対内的には、原子爆弾なることを発表して、戦争遂行に関し、国民に新たなる覚悟を要請する。
しかし軍部は、この「宣伝報道対策」を頑として認めなかった。次の理由からである。
一、敵側は原子爆弾使用の声明を発表したが、これは虚構の謀略宣伝かも知れない。従って我々は充分科学的に調査した結果を見なければ、原子爆弾なりと即断することはできぬ。
二、かかる重大報道により、国民の心理に強い衝撃を与えることは、戦争指導上反対である。
かくして八月七日午後三時三十分、戦時において陸軍と海軍を統帥《とうすい》する最高機関の大本営は、次の内容の記者発表を行う。
一、昨八月六日広島市は敵B29少数機の攻撃により相当の被害を生じたり。
二、敵は右攻撃に新型爆弾を使用せるものの如きも詳細目下調査中なり。
大本営の発表に従って、新聞の報道も「新型爆弾」としている。八月八日付の『毎日新聞』の見出しは〈敵広島に新型爆弾　数機で来襲　被害相当〉だった。

一方で軍部は、原爆の正体をさぐるため大本営調査団を結成して、すぐさま広島に派遣する。この調査団に、物理学の権威で知られた理化学研究所の仁科芳雄博士が加わっていた。仁科博士は科学的なデータから原子爆弾との結論を出すが、空から一望したときに確信している。

〈私が他の調査団と共に八日の夕方、飛行機で広島の上空へきて旋回した時、地上を見て被害の大きいのに驚いた。空から見ると市の中心部は焼け、周囲は広範囲に亘《わた》って壊れ、倒壊せぬ家も瓦が落ち、街には人影が稀《まれ》で死の街の様相を呈していた。従来の焼夷《しょうい》弾の被害と異なり、焼けた範囲の外側に広く倒壊家屋が存在するということは明らかに普通の爆弾ではないことを示し、私はこれは原子爆弾であると断定したのである〉

(『被爆者とともに——続広島原爆医療史』)

米軍は三日後、広島に続いて長崎に原爆を投じた。八月九日午前十一時二分のことである。広島原爆は核分裂物質にウラン235を使い、長崎原爆のそれはプルトニウム239を用いた。両者の威力を比較しようとする、米軍の実験的な狙いが透けて見えるが、キノコ雲の下の惨事は長崎も同様であった。

仁科研究室の一員で、後に日本医師会の会長を務めた武見太郎博士は、一九六五年九月に開かれた国際移動科学者会議で、次のエピソードを披露している。

〈仁科博士が広島から送られた瓦や人体の一部で私は放射能の測定を行いました。ラジオスコープによって二五〇〇倍の放射能の針が表示されました。私たちにとって最大の不幸と絶望感が与えられました。しかし当時の軍の首脳部は新しい爆弾と称して原子爆弾であることの発表をしないで、国民の恐怖をやわらげる方針をとっていました。私の祖父、伯《はく》爵《しゃく》牧野伸顕《のぶあき》は、もと文部大臣や外務大臣であり、最後は内大臣という天皇の側近にあってこれを補佐する仕事をしていましたので、私は牧野伯爵に、広島に投下された爆弾は原子爆弾である事実を報告しました。牧野伯爵はこの機会に講和をしなければならないと言って、十日の午後、宮中で天皇陛下にそれを伝えました〉

(『被爆者とともに――続広島原爆医療史』)

広島の惨状を世界に伝える第一報の原爆ルポは、英紙『デイリー・エキスプレス』の極東通信員だったピーター・バーチェット記者によって九月五日付の紙面に掲載された。

〈ヒロシマ、火曜日　最初の原子爆弾が街を破壊し、また世界を震駭《しんがい》して、三十日後の広島では、人がなおも死んでゆく。それは神秘的な、そして恐ろしい死であった。その人たちは、あの大激変の時に無傷であったというのに、なにものかわからない、私には、原爆の疫病としか描写するほかないなにものかによって死んでゆく。広島は、原爆をうけた都市の様相を呈していない。怪物大の蒸気ローラーが通り過ぎ、木端微塵《こっぱみじん》に、抹殺壊滅したようだ。私は、これらの事実をできるだけ感情にとらわれずに記述し、それが世界への警告となるべく心から希求する〉

（広島県編『原爆三十年』）

しかし米軍の調査団は、原爆の被害を過小に扱う。調査団の指揮官トーマス・ファーレル准将は、九月十二日に東京で記者会見し、こう述べた。

「人的被害の大部分は爆発、飛散物、火災によってもたらされたものと考えられる。放射線被曝《ひばく》患者は爆発時のガンマ線曝露《ばくろ》によるもので、地上の放射線によるものではない」

さらにファーレル准将は連合国の特派員に向かって、断固たる口調で言った。

「すでに、広島、長崎では原爆症で死ぬべき者は死んでしまい、九月上旬において、原爆放射能で苦しんでいる者はいない」

一週間後の九月十九日、ＧＨＱ（連合国軍総司令部）は、新聞や出版活動を規制するプレス・コード（新聞統制基準）を指令した。原爆報道の規制が最たる狙いだった。日本のメディアを実質的に支配する内容で、その期間は六年半に及んだ。加えて、アメリカ政府が原爆症を否定したことで、原爆に関する詳しい記事はマスコミから激減する。

医師たちにしても、原爆症に関する論文の発表を禁じられたので、被爆者の治療もすみやかにできなかった。『医師たちのヒロシマ』はこう書き留めている。

〈アメリカによる資料収集は全国で行われ、結局、調査事例一万三千五百例、病理解剖資料二百十七例、写真等一千五百枚といった膨大な資料が、「日米合同調査団」が実際の活動をはじめた九月末から十一月までのわずか二か月あまりの間に、集められ持ち去られた。いうまでもなく、大部分が純粋に日本人の医師、研究者たちの努力の結果であり、文部省・学術研究会議あげての画期的な原爆災害研究調査の成果であった。（中略）しかし当の日本側の研究は、この間実質的にはほとんど進まなかった。資料を失った上に、先にも述べたように、日本人は、自らの研究を発表する機会さえ奪われていたからであった。アメリカが日本の原爆研究を妨げた最大の理由は、原爆被害の実相が世界に知られることを恐れたからである。（中略）研究者たちは続々と英訳原稿を提出したが、それらはただ受理されるだけで発表許可の通知はなかった。あろうことか、総司令部はこれらの英訳論文もそのまま本国に持ち帰ってしまったのである。これらは「秘」の判をおされて、調査資料と同じくアメリカ陸軍病理学研究所に保管され、被爆者医療には役立つことなく眠らされた。これらの資料が日本側に返却されたのは実に被爆二十八年が経過した一九七三年になってからのことだった〉

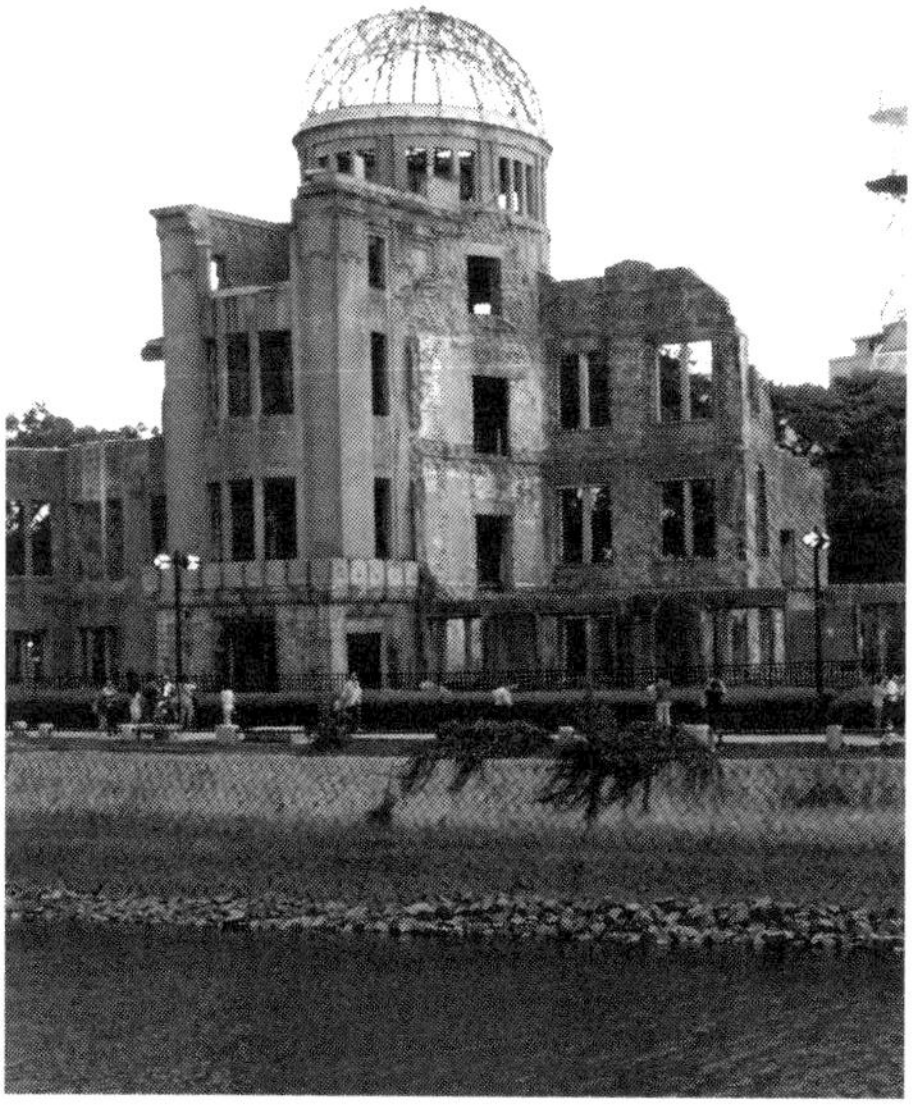
世界遺産の原爆ドーム

プレス・コードは、サンフランシスコ講和条約が締結される一九五二年四月まで続いた。この間の占領政策によって、核兵器の非人道性を世界に訴えることができず、結果として核軍拡への流れを生み出した。また米軍による、原爆症の強い否定は被爆者の治療を阻んだ。米軍にとって被爆者は、治療の対象ではなく研究の対象だった。

占領下にあって被爆地の医師たちは、初めて遭遇する被爆者の症状に愕然《がくぜん》とする。外傷がないのに脱毛、吐血《とけつ》、そして茶褐色の斑点《はんてん》があらわれた末に悶死していく……。そうした大勢の被爆者を前に、医師たちはなす術がなかった。これらの症状が放射線の急性障害と公表されるのは後のことで、広島市民の間では「悪いガス」を吸ったせいだという噂《うわさ》が飛び交った。

広島型であれ長崎型であれ、いずれの原爆も大量の放射線、強烈な熱線、激しい爆風が一度に炸裂《さくれつ》して、未曾有《みぞう》の犠牲者と被害を出した。米軍により原爆を落とされた広島と長崎では、その年の暮れまでに約二十一万人が死亡している。

被爆から五年を経て白血病患者が増え始めた。「折り鶴の少女」で知られる佐々木禎子《さだこ》さんが、白血病で亡くなったのは一九五五年二月だった。佐々木さんは二歳のときに爆心地から一・七キロで被爆した。このときは無傷で、運動会のリレー選手で活躍するなど元気で活発な少女だった。しかしながら小学六年の秋に突然、白血病を発症する。折り鶴を千羽折れば病気が治ると聞き、せっせと折り続けたが、その切なる願いもかなわず、わずか十二歳の生涯を閉じた。

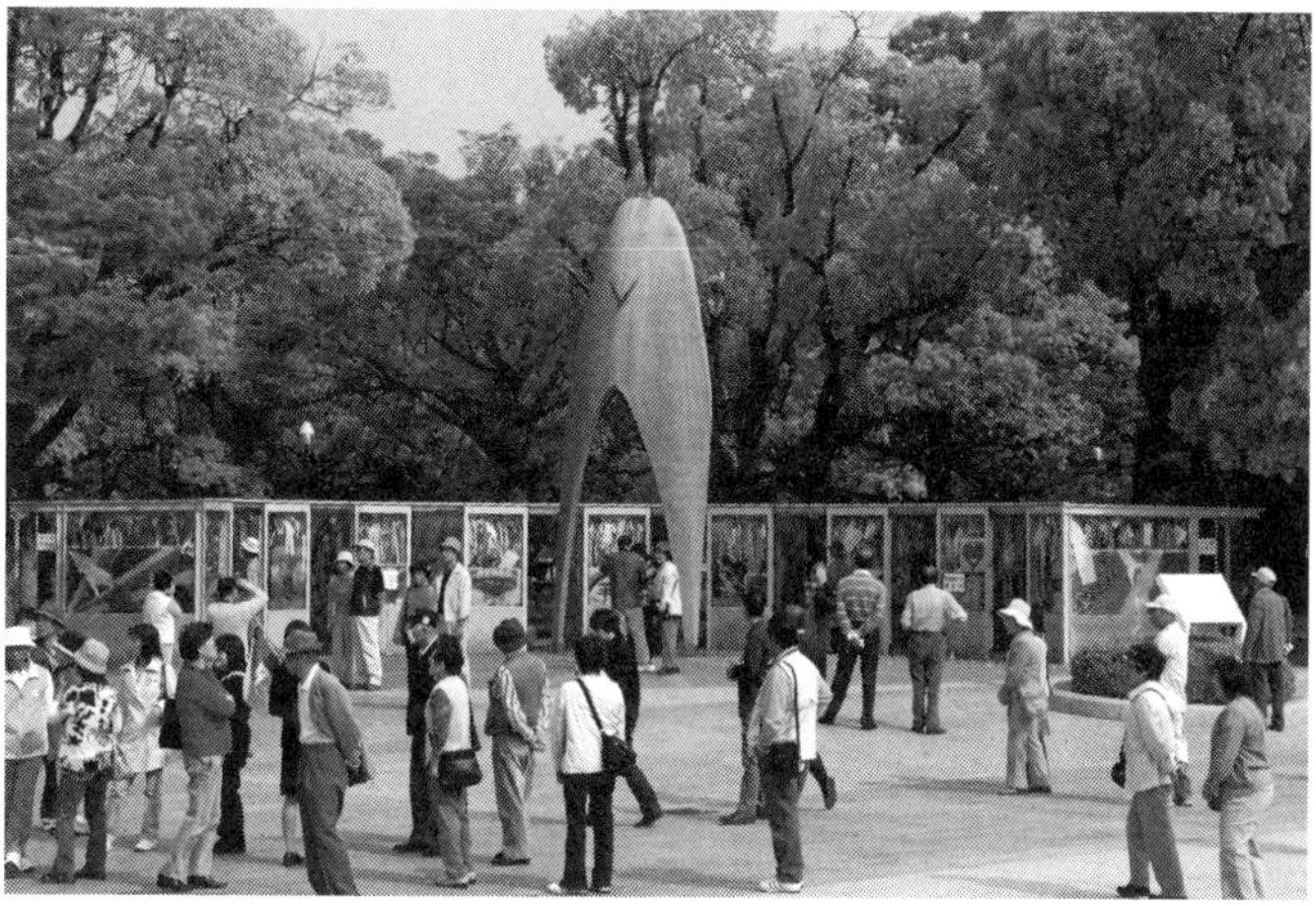
広島平和記念公園に建つ原爆の子の像

被爆者の悪性腫瘍《しゅよう》は白血病に続いて二十年後に乳がんと肺がん、三十年後に胃がんと結腸がん、四十年たって皮膚がんの発症が目立つようになった。いずれも放射線に染色体が傷つけられたからにほかならない。がんの発症時期に差異があるのは、臓器によって感受性が異なるからである。

被爆者は「遅れた死」を背負わされ、そして今、多重がんに見舞われるようになった。放射線に傷つけられた染色体が、被爆者の高齢化に伴い、体内のいろいろな臓器をがん化させたのである。高齢の被爆者は胃がん、肺がん、大腸がん……と転移ではない固形がんに苦しめられている。

三十八年間にわたって一万七千六百五十

五例の被爆者の染色体解析を行い、このような多重がんを突き止めた広島大学医学部名誉教授の鎌田七男さんは、四つのがんと闘った被爆女性の主治医でもあった。鎌田さんはこう道破する。

「核兵器はその放射線によって、遺伝子の異常を引き起こします、だから非人道兵器なのです」

原発による低線量被曝の影響

一九八六年四月二十六日未明、旧ソ連（現ウクライナ共和国）でチェルノブイリ原発事故が起きた。試験運転中の四号機が爆発し、原子炉は制御不能となった。建屋は炎上し、十日間にわたり大量の放射性物質が放出された。

かつてない大事故で、国際原子力事象評価尺度によると、最悪のレベル7だった。急性放射線障害で数十人が死亡し、チェルノブイリ原発の周辺三十キロ圏内に住む約十二万人が強制避難を余儀なくされた。移住者は三十三万人に達している。ちなみに米国スリーマイル島の原発事故（一九七九年）はレベル5だった。

原爆と原発は核分裂エネルギーを利用するという点では、まったく同じ原理である。ウラン235に中性子を当てると核分裂を起こし、中性子が放出される。この中性子が別の原子核に衝突して、核分裂の連鎖反応を引き起こし、膨大な熱を放出する。広島原爆はウランを九五パーセント以上に濃縮して、巨大な核分裂エネルギーを一気に発生させた。長崎原爆はプルトニウムが使われている。プルトニウムは天然に存在せず、ウランが核分裂を起こした際に生成される。原発は核兵器の原料を生み出している――と指摘されるゆえんである。

通常の原発はウラン235を三パーセントから五パーセントにとどめて濃縮することにより連鎖反応を制御している。発生した熱から蒸気をつくってタービンを回すのだが、核分裂エネルギーを利用しているため、炉心が溶融すると放射性物質が大量に生成される。格納容器の爆発を伴う大事故ともなれば、放射性物質が生活環境に放出される。

放射性降下物による健康への影響は深刻である。チェルノブイリでは放射性ヨウ素による小児甲状腺がんが多発し、その後も多くの疾病が発症した。しかし、放射線の影響が公に認められたのは小児甲状腺がんのみだった。

ウクライナ国立放射線医学研究センター副所長のアナトリー・チュマク医師は『ウクラ

イナ国家報告書』の健康影響に関する作成責任者として知られる。二〇一五年十一月に広島市で開催された「世界核被害者フォーラム」（広島と長崎の反核平和団体が企画して主催）に招かれ、現在起きている問題などを報告した。

「チェルノブイリ原発事故から、まもなく三十年を迎えます。放射線による後障害の問題が起きるようになりました。事故当初は急性放射線症で二十八人が亡くなり、二〇一三年までにさらに五十一人が死亡しました。主な死因は循環器系と固形がんです。生存者もさまざまな症状と疾患を抱えています。除染に従事するなどしている原発作業員は白血病の発症率が高く、被曝していない人の三倍にのぼります。広島や長崎では少なかったリンパ性白血病という珍しい病気もみられました。子どもたちに多かった甲状腺がんは大人にも発症するようになり、その数は予測を大きく上回っています。女性のほうが男性より多い。私たちは被曝の影響を、正しく理解しなければなりません」

チェルノブイリ原発事故は三十年の歳月を要しても、避難指示が解除されないために、帰宅できない人たちがいる。広島と長崎の被爆者に発症した後障害（晩発性障害）が出始めた。苦しみと悲しみを生みだしてやまない核被害の実相を、チェルノブイリ原発事故は私たちに示している。

そして二〇一一年三月十一日、東日本大震災に見舞われた東京電力福島第一原子力発電所（福島県大熊町・双葉町）でシビアアクシデント（過酷事故）が起きた。チェルノブイリ原発事故と同じレベル7だった。運転中の一号機から三号機は、電源喪失により緊急炉心冷却装置が働かず炉心溶融（メルトダウン）をきたした。この結果、水素爆発で建屋が吹き飛び、放射性物質は大気中に放出された。放射性セシウムは広島原爆の百六十八・五倍にも達している。

原子炉圧力容器内の核燃料が、数千度の高温で溶け落ちたのを「デブリ」という。チェルノブイリ原発事故で爆発した四号機には約百九十トンのデブリがあると報告されたが、強い放射線を放ち続けているためデブリの取り出しはできていない。このため原子炉をコンクリート製の「石棺」で覆ってきたが、老朽化のため新たなアーチ型シェルターを建設した。

一方、東京電力は二〇一八年二月、福島第一原発二号機の原子炉格納容器内の放射線量が毎時八シーベルトだったと発表した。一分足らずで死亡する高レベルで、デブリが圧力容器の一部を破って溶け落ち、広範囲に飛び散っている可能性が高いとみられる。廃炉作業の道のりは険しく、想像を絶する時間と費用がかかるのは避けられない。また、原子炉建屋の地下に溜まった高濃度汚染水を封じ込める作業にしても、凍土壁を造るなどしたものの足踏み状態にある。

チェルノブイリにしても福島にしても、原子炉施設に入り込めないのだから、廃炉を含めた作業は遅々《ちち》としている。福島では仮設住宅から出ることができずに、避難生活を余儀なくされている人が少なくない。

なにより懸念されるのは、健康への影響である。チェルノブイリ原発事故で小児甲状腺がんの多発をみたことから、福島県は事故当時に十八歳未満の県民を対象に甲状腺検査を続けている。二〇一八年六月の発表では百九十八人が甲状腺がんと診断された。手術を終えた百六十三人のうち良性結節は一人のみだった。このことは「悪性ないし悪性の疑い」と診断された県民のうち九九パーセントが、小児甲状腺がんであることを示している。

福島県の県民健康調査の検討委員会は「原発事故による放射線の影響は考えにくい」との評価を出した。チェルノブイリ原発事故では、ＩＡＥＡ（国際原子力機関）は当初、放射線の影響を否定しているが、その後に認めた経緯がある。

チェルノブイリで診察した広島市の甲状腺外科医、武市宣雄さんは広島大学医学部講師のときに「小児甲状腺がんは放射性ヨウ素が原因」とみられると、ウクライナの少女の病理組織の解析から突き止めた。しかし、発表時は受け入れられなかった。ＷＨＯ（世界保健機関）が「チェルノブイリの小児甲状腺がんは原発事故が原因」と公表したのは、なんと事故から七年後のことだった。真実は遅れてやってきたのである。

原爆と原発事故による「核の傷」を診てきた医師たちのカルテは、核被害者をこれ以上出すな——と切実に訴えている。医師の診た記録は、人類への警鐘である。

原爆編

第一章　息をのんだ人間の末期

——外傷がないのに吐血、脱毛、そして悶死——

赤痢とは断定できない

米軍により広島に原爆が落とされ、さらに長崎にも投下された一九四五年八月九日のことだった。広島市の柴田重暉助役は陸軍の軍医部から「太田川の上流で赤痢《せきり》患者が出ている」と告げられて、伝染病院を急設するように要請された。

このとき広島の市街地は廃墟と化し、市長をはじめ多くの市民が絶命しており、死臭が充満していた。こうした大災害の直後に伝染病が発生するのは当時の常識だった。赤痢は急性の腸管感染症で、激しい腹痛と血便がみられる。

柴田助役はさっそく準備に取りかかり、市内八丁堀にあった福屋百貨店のビルを臨時の広島市伝染病院にあてることにした。鉄筋八階建ての百貨店ビルは、内部が焼けているものの骨組みが残っていた。

広島市立伝染病院の院長が原爆死していたため、柴田助役は迷うことなく広島県医師会広島支部長で内科専門の吉田寛一医師に、院長職を委嘱する。

吉田医師は爆心地から約八百メートルの広島市幟町の自宅で直爆を受けていた。だが外見上に大きな負傷はなく、自身を奮い立たせて伝染病院の院長業務に就くことを承諾する。佐伯郡地御前村（現廿日市市）の開院先に落ち着いてから、残留放射線をその身に受けながら、吉田院長は広島市内まで毎日歩いて通った。

八月十五日に敗戦の玉音放送が流れ、その翌日のことである。多数の被爆患者を診ていた吉田院長は、広島市役所に柴田助役を訪ねた。

「たくさんの患者を診察しているうちに大きな疑問が生じてきた。赤痢患者と同じ症状とはいえ、どうも疑わしい。設備がないので精密検査は不可能だが、赤痢と断定することはできない。私は、新型爆弾の影響によるのではないか、という気がするのだが……」

そう言ってから吉田院長は「私が、助役さんに相談したいのは――」と切り出した。

「毎日数十人が死んでおり、相当な数に達すると思う。死因が普通の伝染病であれば別だが、もし戦災死であるとすれば、国から千円の弔慰金が支給される。だから医師として疑問の生じた以上は、赤痢に罹ったとして病死扱いにするわけにはいかなくなった」

吉田院長が被爆の身でありながら、不便このうえない病院設備のなかで、懸命に診察と治療に当たっているのを、柴田助役はよく知っていた。そうしたこともあって柴田助役は、吉田院長の申し出に敬意と感謝をこめて応じた。

「市民にかわってお願いします。今、原因が確認されなくても、先生が専門的に疑問をいだかれている以上、一切の責任は私が負いますから、新型爆弾による死亡と診断書に書いてください」

吉田院長は安堵の表情をうかべて市役所を後にした。次に姿を見せたのは八月三十日のことだった。吉田院長は上着を脱いで裸の上半身を示してから、柴田助役に頼んだ。

「このように濃い茶褐色の斑点が出はじめた。体の調子もよくないので、しばらく静養させてほしい」

吉田院長は血色が悪く、明らかにやつれきっていた。柴田助役は、院長に倒れられると困るので、吉田院長の申し出を了承したうえで「どうか十分に静養して、一日も早く執務に戻っていただきたい」と伝えた。早期の復帰を願ったのである。

しかし、吉田院長の体調は悪くなるばかりだった。やがて絶息していった被爆患者と同じ症状がみられるようになり、九月三日に力つきて永眠した。

柴田助役は、赤痢ではなく新型爆弾の影響を示唆した吉田院長の急逝を惜しんだ。被爆から十年目に著した『原爆の実相』に次のように書き留めている。

〈その当時は、未だ新形爆弾という程度で内容は把握されておらず、勿論原爆症とか爆弾症とかいった言葉は使われていなかった。被爆後、幾日も経過せぬその当時に、しかも、あの混乱の中で、早くもこうした発見をした吉田博士のけい眼に私は心から頭が下がるのである。この人が生き永らえていたならば、原爆症について大きな研究を為しとげられたであろうにと残念でたまらない〉

柴田助役の筆は「非人道性」に言及して、怒りの矛先を米国に向ける。

〈早く原子爆弾が抱く有毒性が発見されていたならば、その被害、それによって惹起された悲劇は、最小限度に食い止められたものと思う。如何に戦争とは言え、原子爆弾を投じて、非武装の非戦闘員を、何等の防備、心構えなきうちに殺りくしたことのみでも、その非人道性は糾弾されなくてはならないのに、事後に齎《もたら》される恐るべき影響について、いち早く警告を与えることを敢えてしなかったアメリカは、何としても人道上許されるべきではあるまい〉

吉田院長を失い、広島の惨状を見た柴田助役は、世界の人々が原爆の実相を知ることが先決であると、その後も繰り返し訴えた。

医師の診断に決め手はなかった

アジア・太平洋戦争の末期、広島市では開業医を中心に医師たちの疎開が禁じられた。空襲を受けたとき、救急介護に従事する人材の確保が目的だった。多くの医師が戦地や軍事関連施設に動員されたため、民間の医師不足が深刻な問題となり、広島県は防空法第六条に規定された「防空業務従事令書」を発令している。さらに「医療関係者召集要綱」や「医療関係者応召心得」などの規定をつくった。こうして医師や薬剤師や看護婦らは、広島県の強制命令により救護班を組織させられた。

ところが米軍は、空襲による焼夷弾ではなく原子爆弾を投下してきた。一発の原爆で街は壊滅し、市内にいた大勢の医療従事者が犠牲になった。医師の疎開禁止が裏目に出て、被爆者の救護に大きな支障をきたした。それでも生き残った医師は、懸命に負傷者を診ている。

たとえば澤近宏医師である。当時、二十七歳の澤近医師は軍港・宇品に近い陸軍船舶司令部（爆心地から四・七キロ）の軍医だった。爆心地から少しばかり離れているとはいえ、被爆患者は広い構内を埋め尽くし、大半が重度の熱傷を負っていた。

「先生、助けて」

順番に並んだ列を無視して幼児を抱えた母親が、澤近医師の前に突然飛びこんできた。母親は負傷がひどくて目が見えないようだったが、「子どもだけは、助けて」と切に訴えた。澤近医師は「よし、よし」と、母親から幼児を引き取った。幼児はすでに死んでいた。

「子どもさんは預かったよ。今度はあなたの手当てです」

澤近医師がそう告げると、母親は安心したのか、その場に崩れ落ちた。彼女の意識が戻ることはなかった。

澤近医師の前には、被爆患者の列が途絶えることなく続いていた。全身にガラス片が突き刺さった男女の患者が多く見られ、なかにはコンクリートの楔《くさび》が首に刺さった状態で静かに治療の順番を待つ若い女性の姿もあった。応急処置しかできない状況ながら、澤近医師は懸命になって治療に専念した。

ひと息入れるために澤近医師が室外に出ると、広い海辺の滞貨置き場にも、足の踏み場のないほどに患者が横たわっていた。数歩も進まないうち、若い女性から両足を抱え込まれた。

「軍医さん、私は臨月です。おなかの中で、子どもが動いています。この子を助けてください」

弱々しい声が、澤近医師の耳に届いた。血を吐くような声であった。

「すぐ収容しますから、元気をだして」

そう言ったものの、彼女の望みをかなえることができない……。心苦しさにさいなまれ、澤近医師が夕刻になって彼女を見舞うと、すでに息絶えていた。澤近医師はそっと手を合わせた。

間もなくして、澤近医師は十九歳の義理の妹が勤労奉仕に向かう途中で被爆し、いったんは収容されたが薬石の効なく死亡したことを知らされる。彼女は意識が途絶えてからも、大好きだった洋楽のリズムを口ずさんでいたと聞き、澤近医師は天国に行けたのだと信じることにした。

医薬品の不足を嘆く

人間という人間がおびただしく死んでいく光景は、あちこちの病院で見受けられた。建物は大破したが、焼失を免れた広島赤十字病院（爆心地から一・六キロ）にも、負傷者が押しかけていた。玄関前の芝生を埋め尽くすほどの負傷者だったため、傷が浅いとみられる患者は後回しにした。

数日してから、看護婦たちが首をひねり始めた。火傷や外傷のない患者が次々に死に果てたからである。死に至る兆候とみられる下痢、血便、脱毛、皮下溢血斑などの症状が著明になっても、医師の診断に決め手はなかった。内科の常識では診断のつかない場合、血液を調べるのだが検査用具が見つからない。血液検査を始めたのは八月中旬のことで、顕微鏡を覗いた医師は白血球が異常に少ないことを確認している。

広島県内に設けた約二百四十カ所の救護所でも、医師たちは懸命に奮闘した。爆心地に近い本川国民学校の救護所長を務めた長崎五郎医師は、火傷の専門医だった。爆心地から約一・八キロの診療所で自身も被爆していた。応援に駆けつけた救護班の西村旭医師は、後に次のように語っている。

「当時、収容所は無数の負傷者で手のつけようもなく、うめき声と、水を、水をという叫び声が至るところからあがり、そして次々と死んでいった。校庭に山のように並べられた死体が、その場で応援にかけつけた警防団員の手で焼かれる。そのなかを長崎所長は涙ぐましい働きを続けて、慈父のような救いを与えている姿には感激した」

広島県医師会の大原博夫会長が見舞ったとき、長崎医師は「原爆の熱線で皮膚が焼けただれた患者に塗る油がない」と目に涙をうかべて、医薬品の不足を嘆いた。大原会長がオリーブ油を二本見つけて手渡すと、長崎医師は「もったいない、もったいない」と油の入った瓶を何度もさすった。この次に見舞ったとき、大原会長は長崎医師から頼まれた。

「患者が喜んでねぇ。だが、あれっぽっちじゃ、二日ももたない。一、二升なんとかならんかね」

かように患者思いの長崎医師だが、娘婿の医師を原爆で亡くしていた。それでも一口も愚痴を言わず、自身の原爆症と闘いながら、ひたすら被爆患者の治療に当たった。

だが、被爆から五年後の七月、長崎医師は惜しまれて逝去した。直接被爆しているうえ、残留放射線の残る救護所で治療に当たったので、原爆による放射線の影響を受けたものとみられる。

あらゆる臓器から出血

米軍により、広島に原爆を落とされた二日後、大本営は京都の陸軍第十六師団を通じて、京都大学に現地調査を要請した。これを受けて医学部病理学教室の杉山繁輝教授や理学部物理学教室の荒勝文策教授ら十人の調査団が、廃墟の広島に着いたのは八月十日の正午だった。

杉山教室の一行は、広島湾に浮かぶ似島の検疫所に渡る。重傷者が次々と息を引き取っていた。杉山教授は三人の犠牲者の病理解剖をすることに決めた。いずれも男性で、爆心地より四百メートルから六百五十メートルの距離で被爆死したという。

遺体に黙礼してから、外見を詳細に観察する。爆風で二階の窓から吹き飛ばされた四十二歳の男性は、顔面から背中、手足に深い外傷が認められた。十五歳と三十二歳の男性は全身に熱傷を負っていた。いずれの傷も原爆による爆風と熱線の威力を見せつけ、そのことを「主たる死因」とするのに何ら迷いはない。だが、いったいどれほどの熱や爆風を受けたのか、その想像を拒絶させるほどの外傷だった。

続いてメスで皮膚を切開して、筋層から腹腔へと達すると、杉山教授は言った。

「見たまえ、あちこちで出血している」

胃、小腸、大腸、腎臓、さらには口腔など全身のあらゆる臓器から出血が認められた。多くの被爆患者が強い下痢症状を訴えたが、その原因は大腸の壊死《えし》性出血性の潰瘍と推量された。解剖を進めるにつれ、杉山教室の医師たちは息をのんだ。

「脾臓《ひぞう》が、こんなに小さくなっている」

脾臓は血球をつくる造血機能、血液を蓄える貯蔵機能、血中の異物や細菌に対する免疫機能などを有している。放射線による造血機能障害を研究していた杉山教授は、脾臓の荒廃に喫驚した。骨髄を調べるため大腿骨を縦に開くと、赤い色をしているはずの骨髄が黄色くなっていた。血液の製造器官がことごとく侵されているのは明らかだった。組織切片を顕微鏡で見た杉山教授は重苦しい声を発した。

「顆粒《かりゅう》白血球がほとんどない……」

解剖した三人の遺体は外傷や熱傷もさることながら、全身の血球が著しく減少していた。免疫機能を失った生体は、外敵に対して無防備な状態となる。さらに睾丸などの生殖器は萎縮し、小さく軟らかくなっていた。原爆は人間に凄まじい外傷を与えるだけでなく、人体の内部まで壊しているのだった。

一方、荒勝教授らの物理学教室では、採取した土壌や馬の骨などから放射線を検出している。荒勝教授は太平洋戦争中に海軍から原爆開発の研究を託されていたが、実現の可能性は低かった。「fission（核分裂）」の頭文字から「F研究」と呼ばれており、湯川秀樹博士も打ち合わせの会合に出ているが深く関与していない。

荒勝教授らは爆心地から約三キロ離れた場所でも、放射線の影響を観測している。家庭用積算電力計の回転板から強い放射線が出ていたので、荒勝教授は核爆発に伴う高速中性子による誘導放射線だと見立てた。『広島県史　原爆資料編』に所収されている荒勝教授の報告（九・十五日付）から引きたい。

〈検査に用ひた測定器はガイガーミュラー計数管で直径一、二センチ、長さ四センチ、壁の厚さ〇・一ミリの住友社製ヂュラルミンの管で出来ている。この管は自然計数毎分約十八個を数えるものであるが、上記西練兵場で採集した資料は比較的強いβ（ビーター）放射能を示し、何れも一分につき約七〇乃至八〇を数えることを見た。しかるに中心部より相当（二・五キロ）離れた東練兵場から得た土は認め得べき程度にはβ（ビーター）放射能を示さなかった。（中略）爆心付近地点の倒壊家屋内にあった積算電力計の馬蹄《ばてい》形磁石は強いビーター放射能を示し毎分三七四を数えた。念のためその表面をグラインダにて深さ約一ミリ削り落として見たが、その放射能強度は変わらなかった。これによってビーター放射能物質が撒布《さんぷ》せられたものでないことが明らかとなった。他の多くの資料についても同様であった。かくて資料の含む元素のビーター放射能の強さおよびエネルギー並びに半減期の測定を行い、その結果を検討した結果、新型爆弾はとにかく原子爆弾の一つであって、多量の中性子を発生することを確認することができた。ここに特に興味ある事柄は爆発の際、路上に斃死《へいし》せる馬の骨のビーター放射能である。これは桁はずれに強く資料一グラムにつき一分間に六三七を数へた。（中略）また西練兵場では地下一メートルに至る深土においてなほ表面土壌の放射能の約五〇パーセントを示している。従ってこれによっても飛来する中性子は相当貫通力の大きいエネルギーのものと判断せられた。（中略）以上の諸結果より判断するに、この原子爆弾は爆発に際し多量の高エネルギー速中性子を放出したことが明瞭で、緩速度中性子は殆ど放出されなかったものと思われる。このことはこの爆弾がウラニウム爆弾であろうと想像することに妥当性を与えるものである。（中略）

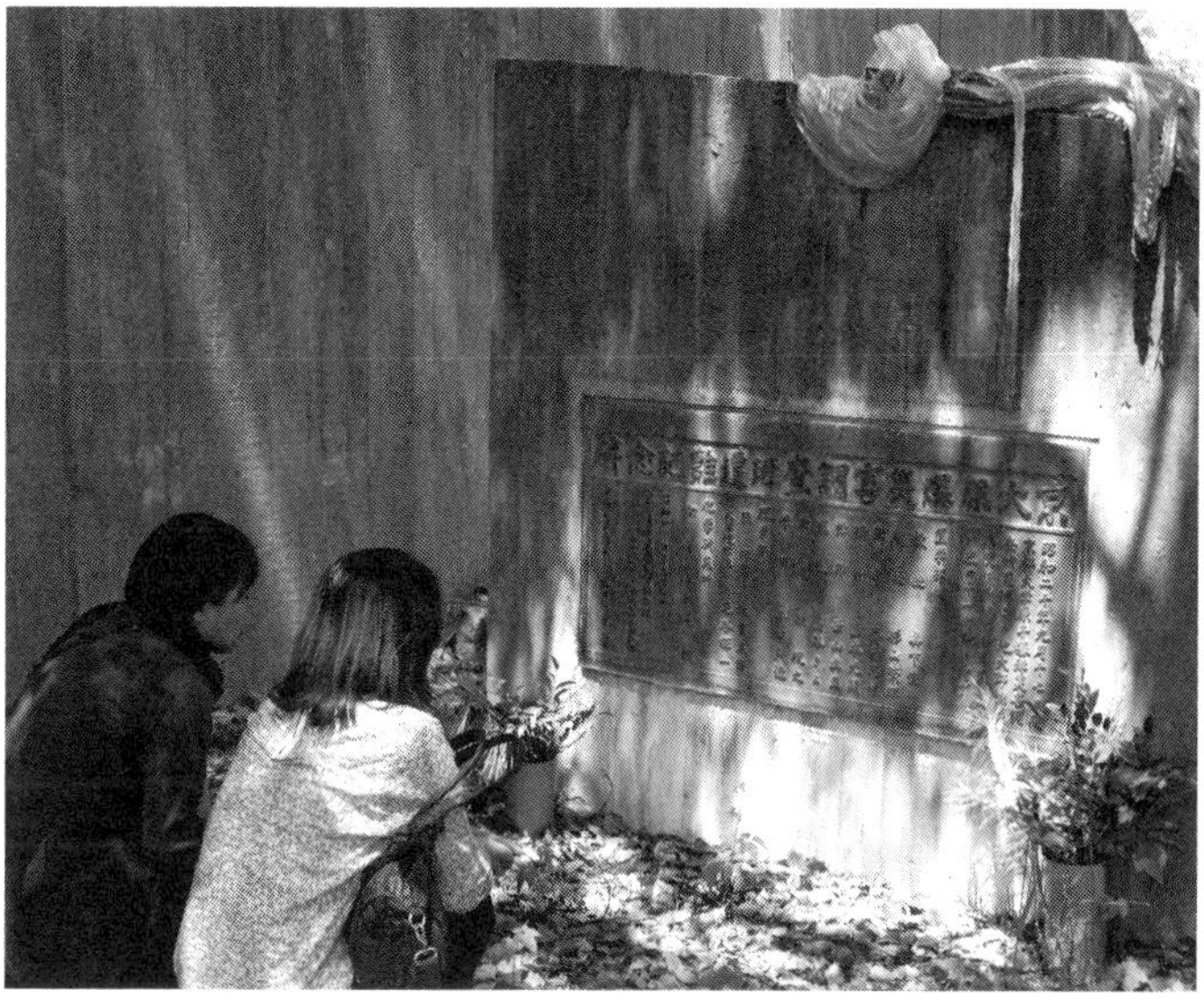

京都大学の原爆災害研究調査班慰霊碑

中心部より約三キロの遠隔地においても相当強き放射能を検出し得る場所があったことは注目すべきことである〉

八月二十七日、杉山教授が中心になり京都大学原子爆弾災害総合研究調査班が結成された。杉山教授の一行は安芸の宮島の対岸に建つ大野陸軍病院に入るが、輸血に必要な血液がなく、多くの重傷患者は回復の機会を奪われて悶死した。患者の多くが白血球を平常の半分に減らしており、医師たちは原爆の脅威に戦慄を覚えるのだった。

そんな折、中国地方は枕崎台風に見舞われる。九月十七日、大野陸軍病院は山津波にのまれ、杉山教授ら十一人の京大調査班が殉職した。犠牲者は病院職員、被爆患者ら百五十六人にのぼった。日本の原爆医療にとって、大きな損失であった。

血液が凝固しない

一九四五年八月二十七日の夜半だった。広島県立医学専門学校の玉川忠太教授（病理学）が兵隊靴（ドタグツ）の音を響かせて、広島逓信病院に蜂谷道彦院長を訪ねてきた。玉川教授は大声で蜂谷院長に言った。

「県庁に行ったらのう、解剖ささんと言ったが、解剖ささんという理由がどこにあるか、そうじゃろうが、アホじゃ」

蜂谷院長にとって玉川教授は、岡山医科大学の先輩にあたる。このとき鉄筋コンクリート建ての広島逓信病院（爆心地から一・五キロ）は倒壊を免れたため、被爆患者であふれていた。蜂谷院長は自宅で直爆を受けて負傷したものの、先頭に立って患者の治療に当たった。だが被爆者は次々に亡くなり、臨床医の蜂谷院長は臨床症状と解剖所見を突き合わせる必要を痛感していた。そこへ玉川教授が現れ、後輩の蜂谷院長にたたみかけてきたのである。

「病理解剖をしなくて何がわかるか、のう、おまえそうじゃろうが」

蜂谷院長はその言葉を待っていたとばかりに、大きくうなずいて即答した。

「玉川さん、ここに何日でもいてください。解剖せねば、わけがわかろうはずがありません」

蜂谷院長は被爆直後に建てたバラックの簡易病舎を改造し、粗末ではあるが病理解剖室に仕立て上げた。玉川教授は感激して「わしは、よい所に来たのう。徹夜してでも、やるよ」と応える。早く解剖所見を知りたい蜂谷院長は、蠟燭《ろうそく》を探し出して夜間でも解剖ができるように便宜をはかった。

この頃、蜂谷院長は数々の世間話を聞いていた。著書『ヒロシマ日記』に書いている。

〈広島のガスを吸うて死んだという人の話をまた聞かされた。原爆を受けなかった者で毎日広島に出入りしていると被爆者と同じような症状で倒れ、祇園町には現にそれで死んだ者があるという薄気味の悪い話をきいた。(中略)市の内外は病院と違って頭の髪が抜けたら死ぬと大騒ぎしているという話。電話局、精養軒ビルなどで被爆し幸いにして無疵《むきず》、無症状であった逓信関係者が毎日広島に出て役所の後始末をしていたのが最近次々と死んで行く話などきかされ、いろんなデマが乱れ飛び局の従事員が相当動揺していることを知った〉

現在なら、残留放射線の影響に考え及ぶだろうが、当時は無傷の人が死んでいく様に、逓信局関係者にも動揺が広がっていた。不安を一掃したい蜂谷院長は八月三十一日、急ごしらえの病理解剖室を覗いてみた。学生が助手役を務め、玉川教授が解剖しながら話す所見を速記しているところだった。

このとき蜂谷院長は、亡くなった患者の病床記録を声に出して反芻《はんすう》した。たとえば八月二十九日に死去した十六歳の女性は『ヒロシマ日記』によると、次の通りである。

〈主訴、全身倦怠《けんたい》、皮下出血、睡眠障害。既往歴、著患なし。現病歴、中央電話局二階（コンクリート建築物、爆心より〇・五キロ）にて被爆、間もなく嘔吐《おうと》数回、眩暈《めまい》、脱力感あり。その後三日間悪心倦怠（胸がむかつき体がだるい）あり、漸次回復、食欲も良好となったが体の調子は正常に復さない。倦怠感を残し下痢しがちであったが外出して軽い仕事をしていた。八月二十三日、著明なる脱毛を来たす。以後漸次全身倦怠感増加す。八月二十七日、腹痛、睡眠障害を来たし、また皮下出血に気づく。現症（医師が診察した所見）体格中等、栄養著しく不良、皮膚貧血様黒褐色を帯びかつ乾燥す。また上肢下肢、胸部においては小指頭大の皮下出血班が多数認められる。顔貌《がんぼう》苦悶様、眼瞼《がんけん》結膜貧血様、口腔異常なし。胸部、呼吸音弱、両背後面打診音やや短縮、心音不純、第二肺動脈音亢進《こうしん》、脈搏小、かつ頻数《ひんすう》百三十、呼吸三十六、体温四十度、便通便秘。八月二十九日、胸部苦悶を訴えて死亡〉

蜂谷院長は「玉川さん、解剖記録を貸してもらえませんか」と頼んだ。玉川教授は「少なくとも、五、六例解剖してからのほうがよかろう」と答えた。このとき蜂谷院長は解剖中の死体から出る血液が凝固しにくいので、その理由を玉川教授に問うている。

「やはり、血小板がへっているからだろう」玉川教授は独り言のようにつぶやいた。ややあって大きくうなずいた。「死後七時間以上たった死体の血液がまったく凝固していないんだ。そうだよ、血小板がへっているからだ」

玉川教授はすぐに解剖中の臓器を取り出した。その表面にある出血斑を蜂谷院長に示してから、体の表面だけでなく全身の臓器に出血斑のあることを告げた。血小板の減少が出血斑発生の主要な因子だとわかると、十六歳で死亡した女性について〈心臓内外膜の溢血《いっけつ》斑、左右両胸腔および腹腔内に出血があり、出血多量が胸部苦悶の原因〉とみなすことができた。

玉川教授から五例の剖検例を見せてもらった。蜂谷院長は『ヒロシマ日記』に書き留めた。

〈五例の剖検例はその程度と部位に相違はあるが、各例ともことごとく出血斑が内臓各部に認められ、肝心なところを解剖することができなかった一例を除き、他はすべて死亡直前の症状を物語る剖検所見を得、死因はすべて出血のためであった。（中略）臨床症状と剖検所見とを併せ考え我々の心を恐怖と混乱に陥れたものは血液の凝固力の低下、血小板の減少に負うところが多い〉

玉川教授の解剖により、原爆による初期死亡者の急性放射線障害に関する病理解剖知見を得ることができた。だが貴重な標本類は、進駐していた米軍が持ち去った。

永井博士の問いかけ

「飛行機が進入しています」

長崎医科大学の裏山で、米軍の空襲を警戒していた四年生の二人が大声をあげた。

このとき物理的療法科助教授の永井隆博士は、ラジウム室で彼らの叫び声を耳にしている。非常事態に備えて医療救護隊が編成され、永井博士は第十一救護隊（物理的療法科班）の隊長だった。

「異常な爆音、ピカリときて、おしまいであった」

そう振り返った永井博士は、至近距離に巨大な爆弾が落ちたと直感する。実際は、長崎港を見渡す地に建っていた医科大学と付属病院の上空から、米軍により原爆が投下された。一九四〇年八月九日午前十一時二分のことで、爆心地からわずか七百メートルだった。

コンクリート造りの室内とはいえ、永井博士の右半身にはおびただしいガラス片が突き刺さった。右側頭動脈が切断されるほどの重傷である。右耳前部の傷も深く、永井博士は噴き出す鮮血を三角巾で絞って負傷者の救援に当たった。当時、物理療法科の看護婦長をしていた久松シソノさんは『週刊朝日　臨時増刊号』（一九七〇年）で、次のように証言している。

〈永井先生は顔面に深い傷を負われ、ほとばしり出る鮮血に顔から軍服までべっとりと気味悪く染まっておられた。片手で顔の傷を抑えながら、「戦場だ、戦地よりひどいぞ、皆元気出せ、まごまごしていると焼け死ぬぞ」と大声で叫ばれる〉

その夜、永井博士は米軍がまいたビラによって原子爆弾だと知り、放射線の専門医として強い衝撃を受ける。だが医師として、自身の負傷とも闘いながら、原爆放射線の被害患者を冷静な目で診た。永井博士は治療延べ日数千八百二十九日の記録を、物理的療法科隊長の名で『原子爆弾救護報告』として学長に提出している。〈人体損傷〉の項から引きたい。

〈本損傷にみられる放射線障害は全身照射に基づくもので、一次的に大量瞬間照射のものもあれば、二次的の小量連続照射によるものもあるが、全身諸器官は皆程度の差はあれ、障害を受けた。消化器系、造血器系の症状が著明に表れたけれども、それらが特に大量受けたわけではなく、それらの組織が早期に重篤なる変化を起こす性質があるからである。潜伏期が夫々《それぞれ》異なり、反応も異なり、又臓器の生命に対する重要度も異なるので、まだ今の処他の器官が問題とされないだけの事である。だから症状によって分類し、たとえば消化器とか、血液型とか、云うのは誤りである。たとえば消化器障害で早期に死亡した者がもし生き残ったならば、後に血液障害を発したであろう。また現にこの二症状を兼発した者もある。また遅発性血液障害患者をよく調べてみると前に軽度の消化器障害を経過している。症状が軽かったから注意を引かなかったまでの事である。どの人も全身症状、消化器障害、血液障害という風に次々に症状を発するのである〉

永井博士は百二十五人の患者を診たが、腹痛や下痢を訴えた早発性消化器障害の十五人は全員が死んだ。報告書にこう記している。

〈最初之は被爆地の南瓜《かぼちゃ》等を食べた為と考えられたが、余等は之は、全身に致死量の放射線を受けた為のものと解釈し、唯消化器粘膜の症状が外部に著明に現われたもの、（勿論そのための栄養障碍《しょうがい》も死を早めてはいるが）と考えたい。即ち倒壊家屋内で長時間じっ

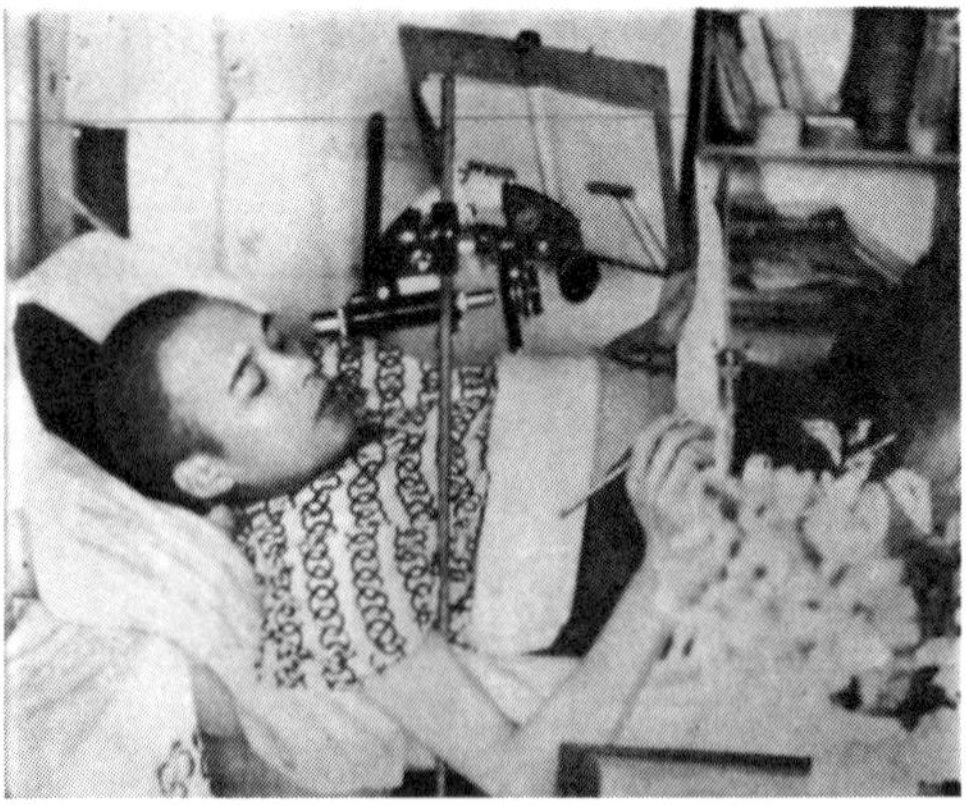

病床で自身の血液を調べる永井隆博士

としている間中、この家屋が発する既述の二次放射線を致死量以上に受けてしまい、その作用が短い潜伏期の後発現したものである〉

永井博士は原爆死した妻の骨を台所の焼け跡で拾い、右側頭動脈切断の重傷を負いながら懸命に治療に当たった。だが大量の放射線を浴びた患者に対して、有効な治療法は見つからない。それでも「鉱泉療法」や「家庭静養療法」などを試みている。そうした現実を直視して、永井博士は報告書に〈放射線〉として、次のように書き留めた。

〈戦争が終了してから、続々と潜伏期を過ぎた患者が発生する様になり、殊に残留放射能のため生活不能の問題が論ぜられる様になって、人道上何物かを考えさせるに至った。即

ち、電磁波、粒子群れという副産物による身体障害が此処に注目をひくに至ったのである〉

原子爆弾の非人道性を、放射線に起因していると問いかける永井隆博士であったが、九月十日に昏睡状態に陥った。放射線急性症状により高熱に襲われたのである。

〈私自身は慢性の原子病の上にさらに原子爆弾による急性原子病が加わり、右半身の負傷とともに、予定より早く廃人になりはててしまった〉〈病勢は順々に進んできた。今では原稿用紙をとってもらうことさえいちいち人に頼まねばならぬほどだ。それで患者を診るどころか、顕微鏡をのぞく力もない。しかし幸いなことに、私の研究したい原子病そのものが私の肉体にある〉（『この子を残して』）

永井隆博士は自らを実験台にして原爆症と闘い、記録を残すことに全力を尽くしたが、慢性骨髄性白血病のため一九五一年五月一日、その四十三年の生涯を閉じた。

「死の同心円、魔の同心円」

被爆地の長崎は、かつて「祈りの長崎」といわれた。爆心地に近い浦上地区の住民の半数がカトリック信者で、約八千五百人が原爆で死んだことによるのだろう。

長崎に原爆が落とされたとき、秋月辰一郎医師は二十九歳だった。浄土真宗の熱心な仏教徒で知られたが、聖フランシスコ修道院が経営する浦上第一病院（爆心地から一・八キロ）の医長を務めていた。結核が専門の内科医だった。長崎医科大学で永井隆博士の教室に一時所属した後、一九四四年からこの病院に赴任している。

被爆時、秋月医師は鉄筋造りの院内にいたので、熱線と爆風を免れた。それでも原爆放射線の影響とみられる脱毛、吐き気、歯茎からの出血はあった。しかし秋月医師は病院に張りつき、医薬品や医療器具の大半を消失したなかで被爆患者の診療に当たった。防空壕でうずくまっている患者の手当も続けた。

医療の手立ては限られ、十日間のうちに被爆者が相次いで亡くなった。ある人は焼け焦げて、ある人は全身を紫色にして死んだ。秋月医師は著書『長崎原爆記』に書いている。

〈原爆症、放射能障害と、いろいろ名称をつけることはできる。しかし、それはあくまで名前であって、その本体は何か分からない。それは最愛の子や妻を奪ってゆく魔物であった。原子爆弾の中心地より、五百メートルから千五百メートル、二千メートルの距離で被爆した人びとが、この八月下旬から四十日、五十日の間に死んでしまったのである。ほとんど大部分の人が死んでしまったのである。しかもその四十日は、混乱の真最中で、科学も救助も医療も報道も、きわめて不十分の活動しかできなかった。人びとは焼けただれた芋畑や夏草の中で兄姉とか妻に見とられて、あるいはただ一人で、看護もなく死んでいった。原子爆弾が投下されて最初の一週間か十日の間にばたばたと死亡する人びともあった。全身火傷、急性激症の原子病であった。それは恐ろしいものであったが、あまりにも急激な死亡、あまりにももろく死んでいく場合には、医師として静かに考える余裕すら私にはなかった。無数の人びとが虫けらのように焦げて、紫色になって死んでしまった。(中略)突き刺さるということは、ガラス片の鋭角が皮膚を通し、筋肉を貫いて刺さっていることである。ピンセットでガラス片を摘まむ。引き抜こうとしたが抜けない。力いっぱい引っ張って、辛《かろ》うじて一個のガラス片が取れる。それほど、ガラス片は筋肉の中に食い入って

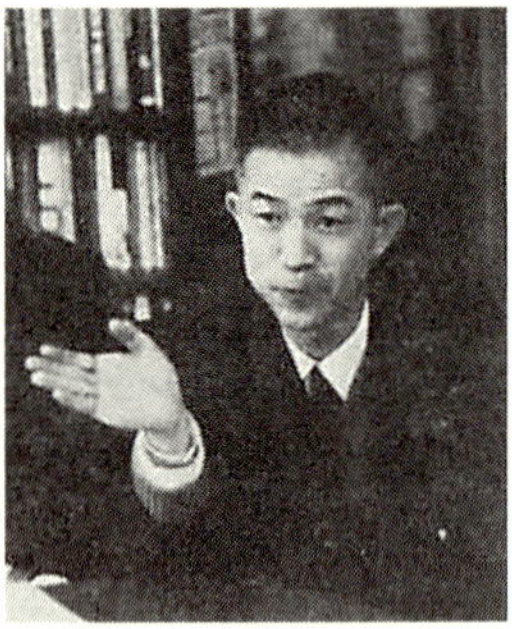
秋月辰一郎医師

いる。私はこんなに深く、筋肉の中に食い入っている異物創はこれまで見たことがなかった〉

秋月医師はそう振り返ったが、この後の四十日間に新たな苦しみと悲しみに襲われる。八月十五日から九月下旬にかけて近距離で被爆した患者が倒れていった。死に至るまでの時間的な差が出てきたとはいえ、亡くなった人と同じ症状を見せて、苦しみながら死んでいくことに変わりはない。物陰やレンガの下にいて、身に受けた放射線量に差異があったとみられる。

無傷で無症状の修道女は、重傷患者の看病を手厚くおこない、臨終の際に祈りをささげ、土葬を手伝った。ところが彼女も急に嘔吐や血便の症状に見舞われて死んだ。

ある女性は、亡くなった妹に見られた脱毛症状が出ると、「私も、きっと死ぬんだ」と遺体のそばで泣き伏した。父親の顔には悲しみが張りついていた。原爆放射線の恐怖であり、惨状であった。

秋月医師は、ひたひたと迫ってくる原爆死を「死の同心円、魔の同心円」と呼んだ。今日はあの家までの人が死んだ、翌日になるとその家より百メートル離れた家の人が死にそうになる。その円周はしだいに広がっていた。

八月下旬になると、秋月医師は婦長や看護婦の髪を引っ張って「きみらは髪の毛が抜けないか」と声をかけた。「死の同心円、魔の同心円」が病院に達するまでには多少の距離はあるものの、秋月医師は気にかかった。多くの病院職員は下痢便をし、歯茎から出血していた。明日は私が死ぬかもしれない……それは言い知れぬ不安との闘いでもあった。

原爆と人間について、秋月医師は『長崎原爆記』で考察を述べている。

〈私のいつもゆきつくところは、原子爆弾を投下したアメリカへの憤りではなく、この悲惨を知りながら、あえてこれを行った人間の心の恐ろしさであった。これゆえに、人間は幾千年来、殺し合いを繰り返してきた。被害者である私たちにも、立場が異なれば、いつ、いかなる場所に原爆を投じないとはいえない〉

秋月医師は防空壕に板をかぶせて作った小屋に、知人の家族を見舞ったことがある。闇の中で苦しみ、そして死んでいく様に直面したとき、秋月医師は棒立ちになった。知人は疲れきった表情で言った。

「こんなに次々に死んで、私が死ぬときには誰が神父さんを呼んで、誰が私のために墓を掘ってくれるでしょう」

この知人は墓地に穴を掘り、十三人を埋葬していた。

「先生、今日という今日は、私も自分の墓を掘って、自分でその中に入りとうなりました」

「ぼくもやがて土に入るさ」

秋月医師はそう答えるしかなかった。

多くのカトリック信者を看取った秋月医師は、一九五三年にカトリックに改宗した。

被爆から三年後に精神的違和

その当時、広島市内を走る電車の運賃は一円均一だった。車内で切符を買えず、切符を持たずに乗車したときは、三倍の三円を取られた。一九四八年秋のことである。

京都大学医学部第二内科の菊池武彦教授（臨床血液学）らによる原子爆弾災害総合研究調査班が、広島入りしたのは十月九日だった。枕崎台風による山津波で十一人の犠牲者を出した後も、京大は被爆者の現地診療を続けており、三年目を迎えていた。

大野村役場に設けた診療所に、十九歳の娘を連れた母親がやって来た。初潮がないので心配だという。昨年、貧血で倒れた長男を診ていたことを菊池教授は忘れていなかった。母親は目に涙を浮かべて、長男のその後について明かした。

「貧血は治まっても容体が急変し、多くのお医者さんに相談したのですが、病名もわからないまま死にました」

その待合室に、菊池教授の見覚えのある女学生がいた。口の周囲のケロイドがひどく、生き甲斐がないと嘆く彼女を、付き添い人が慰めるなかで診察に取りかかったのを、菊池教授は思い出した。この日は付添人がなく、彼女は友人三人と楽しそうに毛糸の編み物をしていた。

診療室でマスクを外してもらうと、ケロイドの厚みは薄くなり、その硬さもやわらいでいた。しかし、スプーンがやっと入るくらいだった口の開き方は好転しておらず、菊池教授が外科医の意見を聞くと悲観的だった。快活になってきた女学生なのに、なおも暗雲が彼女の前途から消えていない……。菊池教授は暗然として彼女を見送った。

矢賀病院の入院患者のなかに十五歳の少女がいた。長身で美貌の彼女は、原爆放射線を背後から浴びた。後頭部から首、背中、臀部《でんぶ》、足首に至るまで火傷を負った。菊池教授が彼女を診たとき、その体は一本の棒のようであった。傷が緊縮し、うつぶせのまま長期にわたって静臥《せいが》療養を余儀なくされたためとみられた。菊池教授は手術すべき部位を説明し、マッサージで機能回復を図るようにアドバイスした。

菊池教授の人柄を物語るエピソードが、『広島県史　原爆資料編』に所収の「菊池武彦日記」にみられる。

〈病理班の佐藤と言う人の伯母様がこの地に居られるので、おやつにと薩摩芋《さつまいも》のふかしたのを山盛りにした篭《かご》と、今一つには柿のむいたのとメリケン粉で造った菓子とカマボコを山盛りにして届けて下さった。手の空いた者達が交代に三、四分ずつおやつを食べに立って行く。其時の若者達の満足そうな顔を見て居ると、此方《こちら》もうれしくなる。こうした人の情の数々を旅に出て居ると経験する。意義のある仕事を熱心に私心なくつとめて居ると、自然に人の情に浴する事になるものである。吾々も人の情を当然と考へず、有り難く頂くと共に益々仕事に熱心にならなくてはならない〉

（十月十四日の日記）

菊池教授は移動して、中央病院に入った。ここでは新たな相談者が現れた。嗅覚を失い、物が焦げても気づかない女性、てんかん様の大発作を起こす男性、授業の成績が落ちて躁《そう》狂《きょう》を呈す中学生、そのほか数人が記憶力の著しい減退を嘆いた。被爆直後の検診では見られなかったが、三年の時を経て精神的な違和を訴える人が増加していた。

この頃、アメリカから原爆障害を調査する目的で来日していたスネル中尉が、菊池教授を訪ねている。血液検査について聞かれた教授は、こう答えた。

「血液の問題は、いまだに被爆者の間に頑固に続いています。全身倦怠などの病的傾向を考えるうえで非常に重要です」

このあと菊池教授は、占領軍の一員である中尉に突きつけるように指摘した。

「現在の日本人にタンパク質や脂肪の摂取量が少ないのは、配給が不十分だという問題もあります。これらが減少すると致命的です」

菊池教授は、広島で米国が計画中と聞いた研究所の組織についても言及し、治療を行う施設を必ずつけてほしいと頼んだ。しかしスネル中尉は「米国人が日本人を治療することはできない。私のところにきている薬も研究用としてなので、治療に使えない」とにべもなく答えた。菊池教授は「それでは患者の信頼は得られない、だから調査も研究も不十分になる」と忠告することを忘れなかった。

スネル中尉はジープに乗って引き上げた。菊池教授は電車がなくなったので、歩いて宿舎に帰った。折からの停電で町は真っ暗だった。空も暗かった。

死亡診断書から、被爆者にがんが多発

土曜日に集まるので、単純明快に土曜会と名づけた。内輪の会ながら、土曜会は広島の開業医が主導した被爆者救済運動の原点となった。

一九四八年のことである。廃墟の広島に小さな家が建ち始めていた。外科医の原田東岷《とうみん》医師は、バラックの自宅に専門領域の異なる数人の開業医を招いた。領域にまたがる疾患に対処するには、広い範囲の医学常識をもつことがプライマリーケアに欠かせないと考えたからだ。当時は外科と整形外科の線引きも難しく、だから原田医師は領域疾患研究会の発足を呼びかけた。

こうして放射線医学や病理学から眼科、精神科の医師ら八人が土曜日に集まった。それぞれが専門の話題を語ることを、土曜会の条件とした。原田医師は著書『ヒロシマのばら』

に、こう書いている。

〈広島市には当時医科大学もなく、官立病院も破壊されていて半身不随だ。いまこそ町医者が奮起しなければならぬ。被爆都市を守り、学問を守り、原爆被爆者の社会復帰を可能にするものは、いま現在は開業医を措《お》いて誰がいよう〉

原田医師が、会員の於保源作医師と広島市役所を訪ねたのは一九五〇年のことだった。被爆者の実情を把握するため、死亡診断書に四つの記入欄を作ってほしいと頼んだ。被爆の「有」「無」と「直後の入市」「後の入市」である。

翌年、於保医師は死亡診断書から、被爆者にがんの多いことを突き止めた。がんの多発について於保医師と原田医師は、広島市医師会『ヒロシマ医師のカルテ』に再録された座談会で、次のように語っている。

〈於保　大学生を使って自宅訪問をして調べたわけです。で、少しずつ癌が増えとるという見当がついたんです。最初発表したのは（昭和）二十八年、長崎でＡＢＣＣ（原爆傷害調査委員会）と医師会と長崎原対協の集まりがあった時です。その頃、癌の方は普通一〇万人に一〇〇人位ですが、それが一四〇人位、四割増えとるんです。（中略）皆びっくりしましてね。そんなはずはない、皆老人になるんじゃから癌が増えるのは当たり前じゃという説明なんです。

原田　その前、二十六年にＡＢＣＣのフランス系の病理学者にラクールというひとがいまして、（中略）どう思われるかということを聞いたんです。そしたら「絶対あるはずがない、never happen。笑うにも価しない」と言いましたよ。ところが一年経った頃、二十八年からＡＢＣＣが癌の調査にとりかかったんですね。於保先生が長崎で発表されてから慌てて調査を始めたわけです。

於保　土曜会で皆に癌が多くないですかと聞くでしょ。すると近頃多いぞと言う。一人じゃあ解らんですからね。

原田　多忙な仕事をしながら原爆症を何とか解明せねばいかんという気持ちが皆にあったんです。その一番の着手が癌の調査でしょう。外科で言えば、ケロイド。おのおののものを持ち寄りそこで何かサゼッションを受け、また自分でコツコツ研究をやるということでした〉

原田医師は外科医として、ケロイドの治療法を考案する一方、原爆乙女の渡米治療に付き添った。『被爆者とともに――続広島原爆医療史』に記されている「原田医師とケロイド」から引きたい。

〈原田東岷博士は、熱傷の場合、表皮の大部分は壊死《えし》に陥り、多量の異種蛋白《たんぱく》が吸収されて抗体様の物質が産出され、傷の修復される時期に、瘢痕《はんこん》形成に過剰な促進作用が行われるものとみている。そのため熱傷が比較的早く治癒した部分にケロイドが生じ、遅延した部分にはケロイドが少ない肥厚《ひこう》瘢痕となったものとみており、瘢痕隆起の原因は体液に起源のあることを示唆している。（中略）ケロイドは、その醜形《しゅうけい》瘢痕が本人に精神的苦悩を永く残していることから、社会一般がこれをいかに理解し、種の差別感をぬぐいきれるか否かということが、被爆者対策の重要な問題である。マスコミは「原爆の爪あと」などと表現しているが、殊に多感な

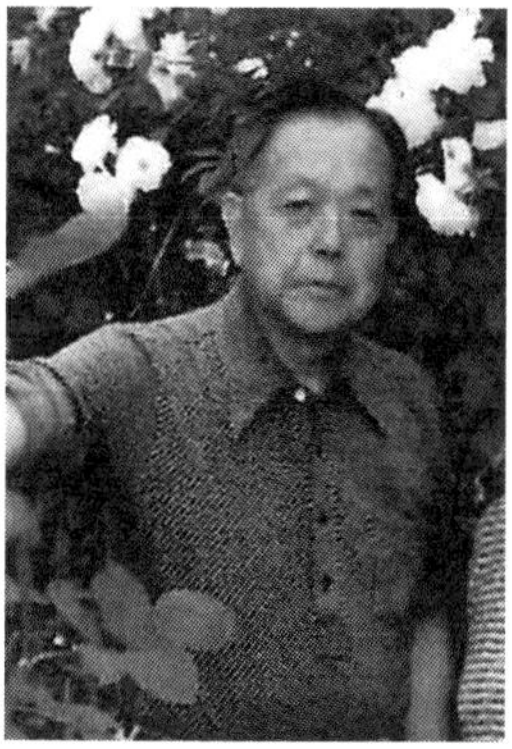
原田東岷医師

青春を傷つけられた人々にとっては、終生つきまとう痛手である〉

一九五三年に発足した広島市原爆障害者治療対策協議会は、土曜会の開業医が積極的に推進した。土曜会は十五年間続き、原爆医療の体制づくりに貢献している。

原田医師と於保医師は明治時代に生まれ、軍医として戦争に駆り出された体験がある。過酷な現実を見てきた二人の医師は、被爆者の命を前に真摯敢闘であった。

ブラブラ病と暗黒の六年

従来の医学的常識からすれば、米軍に原爆を落とされた一九四五年の夏から年末まで生き延びられた被爆患者の体調は、時の経過とともに徐々に快復していくと考えられた。だが数年を経て、夏を迎えると異常な倦怠《けんたい》があり、微熱が出て、軽作業さえ困難になる、と訴える被爆者が目立ってきた。

この症状と闘ったのが、一九四九年二月から広島赤十字病院に副院長として復職した服部達太郎医師だった。服部医師は当時、広島赤十字病院の外科医長を務めており、出勤途中に爆心地から約二・一キロの路上で直爆を受けている。倦怠症状の病原は徹底的に検査しても発見されず、休養すると二週間ほどで軽快した。服部医師は著書『原爆　ある被爆医師の証言』に、こう書き留めた。

〈広島の被爆者は、毎年夏になると軽作業さえ出来なくなるものが多く、誰いうとなくぶらぶら病と称していた。私もこの倦怠感があらわれると気力さえ失って仕事が他覚的な所見がないので、他人から怠け者と見られるのではないか、と遺憾であった〉

服部医師の自己観察によると、発症前に顔面が黒ずむ、食べ物が塩からく感じる、あくびを連発する、皮膚がかゆくなる、微熱が出て、仰向けで就寝できない……。妻の信子さんはこう証言している。

〈毎年、梅雨が明けるころのある日、主人の歩き方が急に違ってまいります。歩く速度がのろくなります。時々、急に激しい下痢をおこして脱水症状になり、病院にそのまま入院ということもしばしばございました。私は夏が来るのがいやでした。今年で、この人はお

しまいになるのじゃないかしら、という気持ちが、私の心を占めるのです〉

被爆にあった市民の観点から、この症状を指摘したのが、広島原爆障害対策協議会の医師たちだった。『被爆者とともに――続広島原爆医療史』に次の記述がみられる。

〈占領行政中は原爆問題については厳しい箝口令《かんこう》がしかれていたので、「原爆症」などの言葉はめったに使うことができず、被爆後いろいろな障害に苦しんでいる人びとの措置は甚だ不充分で、障害者は社会の暗い片隅におしこまれている状態であった。原爆を浴びた市民は、被爆後一キロメートル以内は即死又は二、三カ月後に死亡し、生き残った市民も時日の経過と共にその症状は徐々に慢性病の様相を呈しはじめた。（中略）外見はそう病人らしくないのにブラブラしているので、いつの間にか「ブラブラ病」とか「広島病」（広島被爆市民特有の状態なので）などと呼ばれるようになった。こうした症状が、被爆者特有のものであることは治療に当たる医師にはわかっていたが、占領行政下にあっては原爆問題は表立って論議することもできず、ひそかに適宜な対症療法で一時しのぎをせざるを得なかった。その上戦災の打撃で経済的にも困窮していたので、医師も被爆者もただ天を

仰いで嘆息するのみで文字通り原爆被爆者暗黒の六年であった〉
服部医師は自らの血液検査により、白血球の一種で殺菌作用をする好酸球や単核球が減少しているのを突き止めた。
「被爆患者は一時、好酸球が消失したが、生存できた人はその後に出現している。この好酸球が原爆後遺症に関係しているのではないかと思う」
服部医師は人体を痛め続けてやまない原爆放射線の残虐《ざんぎゃく》を、戦争との関係から前出の著書でこう問うた。

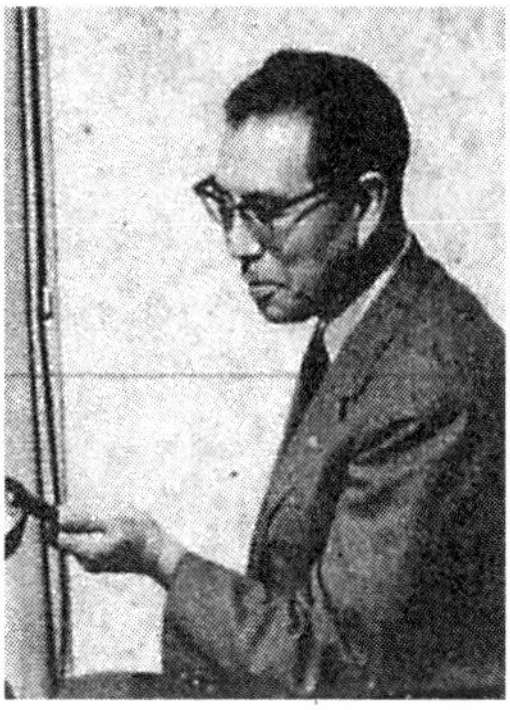
服部達太郎医師

〈元来戦争は非人道的な行為であり、これに人道を要求するのは一見矛盾している様に見えるが、戦闘力を失った傷病兵に対しては人道的な赤十字条約が認められている。従って、戦闘に直接参加しない民衆に対する無差別爆撃は排除されるべきである。しかし戦争の様相は変化し、国民をあげて間接的に関与せざるを得なくなっている。後方攪乱《かくらん》のため都市爆撃も止むを得ないという考えもなり立つ。しかし原爆の様な悲惨な兵器を民衆の上に使用することは、人道無視も甚だしいものである〉

被爆七年目の春、服部医師は外科医の集まりで、被爆者の外科的手術を無料にしようと申し合わせた。原爆後障害で苦しむ被爆者に少しでも奉仕したいとの気持ちからだった。広島市の協力もあって、市内のどの病院でも無料で治療が受けられる――と公布することができた。

だが、無料の入院手術を受ける被爆者は少なかった。入院して仕事を休めば、家族の生計が立たないというのが理由である。被爆から七年の間に、多くの被爆者は財産を売り尽くし、苦しい生活を強いられていた。生活の保障がないと無料診療を受けられない現実に、服部医師はあらためて怒りをあらわにして行動する。広島市に生活保障の予算を計上するように申し入れた。広島市は考慮し、原爆対策協議会の発足へとつながった。

一方で服部医師は「八月六日」を、犠牲者の慰霊祭だけでなく、「平和デー」として明るい側面を強調する一日にできないかと訴えた。災い転じて福となすように心がける一日にしたい、という趣旨だった。具体的には、互いに約束を違えず、欺かず、盗難のない口、安心して他人を信じ合える日とすることを約束したい。そう考えた服部医師の熱意は著書にみることができる。

〈無一物無欲となった被爆者は、赤裸々な人間同士となってお互いを信じ合い、人道的な精神によって助け合って生きようとするもので、政治的な治安対策は全く無用であった。私はここにお互いにあるものを分かち合い助け合う人間ユートピアをさえ感じた。筆舌につくし得ない原爆の悲惨さの陰に咲いた人情美談も又数知れない〉

東日本大震災でも見られた、心からの助け合いを彷彿《ほうふつ》とさせる一文だった。服部医師は次のように書き残している。

〈広島と長崎に原子爆弾が投下されて、悲惨極まりない民衆の犠牲者が無数にあらわれた事実は、消すことは出来まい。しかし全世界の人々がこの現実を認識して、人類を破滅に導き得る最も非人道的な原水爆は、たとえ戦争に際してもこれを絶対に使用しないことを神の前に誓うこととなれば、原爆被災者もあまんじてその犠牲をしのぶ事が出来る。「二度と広島をあらせるな」それが被爆者の唯一の願いである〉

被爆者の服部達太郎医師は、情味あふれる熱血の人であった。

〈医師の写真は巻末に掲載の著書や評伝から〉

第二章　染色体異常が生む多重がん

——すべての臓器に起こるがん——

研究テーマは「被爆者の染色体解析」

広島大学医学部は一九五九年十一月に「血液・腫瘍内科研究」の講座を開設した。長崎大学医学部から朝長正允《ともながまさのぶ》教授を迎えてのことだった。朝長教授は白血病の専門医で、「浦上の聖者」と呼ばれた永井隆博士の主治医を務めたことで知られる。

二年後の四月に原爆放射能医学研究所（現在の原爆放射線医科学研究所、原医研）が設置され、朝長教授の受け持つ講座は臨床第一（内科）部門となった。翌年には医学部付属病院で被爆内科の外来診療が始まり、朝長教授は臨床にも携わる。

この年の四月、後に教授兼任で原医研の所長を務める鎌田七男さんが助手として朝長研究室に入局した。入局一カ月後、鎌田さんは医局会のあとで、朝長教授に呼ばれる。そこで鎌田さんは、博士論文の研究テーマを「被爆者の染色体解析」と告げられた。

実は二年前、米国の研究者が慢性骨髄性白血病患者の骨髄細胞の中に、ごく小さな染色体のあることを突き止めていた。明らかに異常染色体で、発見者の居住地から「フィラデルフィア染色体」と名づけられた。

「被爆者の染色体はどうなのか、詳しく研究する必要がある」と言ってから、朝長教授は鎌田さんに説き明かした。「これからの被爆者医療にきっと役立つはずだから、あらゆる方法を使ってアプローチしてほしい」

鎌田さんは「朝長先生は、白血病が被爆者に多くみられた時期だったので、白血病を完全に治癒《ちゆ》したいと意気込んでいました」と追想する。

人間の体には六〇兆個の細胞があるといわれる。細胞の染色体には、DNA（デオキシリボ核酸）で構成されている遺伝子がのっている。染色体の数は動物や植物など種によって一定しており、人間は四六本である。異常染色体の「フィラデルフィア染色体」では、二二対四六本の染色体のうち九番染色体と二二番染色体の一部が切れ、その切れた部分が互いに入れ替わる「転座」が起きていた。

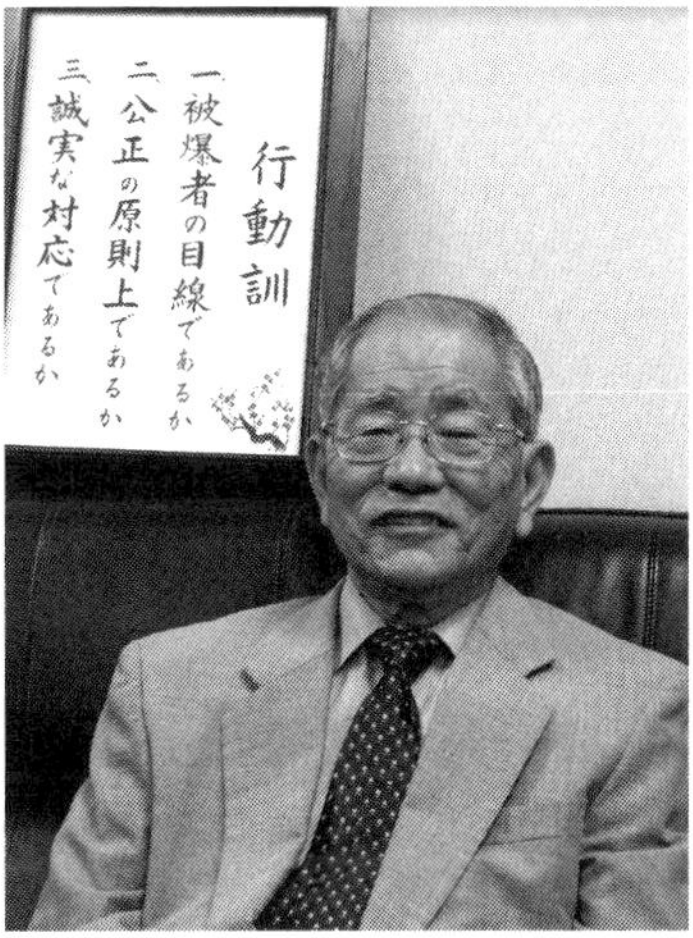
行動訓
一 被爆者の目線であるか
二 公正の原則上であるか
三 誠実な対応であるか
鎌田七男医師

朝長教授に指示されてから半年後の一九六二年十月、鎌田さんは被爆者の骨髄細胞から染色体の異常を見つけた。この女性は三十四歳のときに爆心地から一・六キロで被爆しており、慢性骨髄性白血病に罹《かか》っていた。彼女の骨髄細胞の染色体から六二パーセントもの異常がみられ、まぎれもなく「フィラデルフィア染色体」だった。

こうして日本で最初の「フィラデルフィア染色体」を証明して以来、被爆者の染色体解析が鎌田さんのライフワークとなる。

鎌田さんは一九七〇年に開かれた血液学会で、通常の白血病と異なる「白血病細胞が分化する転座白血病」の存在を発表した。さらに五年後の四月に京都で開かれた日本医学会総会のシンポジウムでは、「前白血病状態」の演題で語った。『中国新聞』は次のように報じている。

〈広島、長崎の被爆者に多い白血病を、いわゆる発病前の前ガン症状の段階で予知する手がかりがつかめた。広島大学原医研の鎌田七男講師（40）が、白血病になる前の血液に、細胞の形態や染色体の異常が高率に起きていることを突き止めたもので、早期発見や治療への道を開く貴重な研究と注目されている。（中略）データから鎌田講師は再生不良性、悪性貧血など血液病にかかって造血異常（血液異常）が長く続く段階で、細胞に形態的ないし機能的な異常を起こすとし、このような異常を持った症例は白血病へ進む可能性が非常に高いと結論している。鎌田講師は血液症状がある患者の血液を観察していけば、ある程度早期に白血病が予知出来ると見ている〉

（一九七五年四月五日付朝刊）

鎌田さんは一九九一年に八番と二一番染色体に転座をもつ白血病細胞の株化に成功した。転座白血病は分化するので細胞株をつくりだしにくい。このため世界中の研究機関や病院から注目され、鎌田さんは依頼に応じて配布している。ちなみにこの細胞株は、広島大学の所在地・広島市南区霞一から「Kasumi-1」と名づけられた。

染色体の異常率は被爆放射線量に比例

「この道一筋」という言葉がある。鎌田七男さんの場合、被爆者の染色体解析に「この道一筋」で徹してきた。原爆放射線医科学研究所の所長時代を含め、三十八年間に調べた染色体件数は一万七千六百五十五例を数える。三千三百三十九例が白血病関連で、約一万件は血液の病気だった。

これらのデータの積み重ねにより、被爆者の染色体の異常率は受けた放射線量に比例することが判明した。画期的な研究成果であり、染色体の異常率から被爆した線量の推定が可能になった。たとえば、爆心地から一・五キロ以内の被爆者であれば、染色体の異常率からどのあたりで被爆したかを、現在でも証明できる。

この研究成果を得るまでには、大きな転換点があった。

当時の鎌田さんは、被爆者の骨髄細胞に染色体異常があるのではないかとみて懸命に調べていたが、三十例から否定的な結果が続々と出た。厳粛に受け止めようと思っていたところ、一九七〇年になって、爆心地から七百メートルで被爆した男性の骨髄細胞に異常染色体を見つけた。

「それまでは、爆心地より一・一キロから二キロの被爆者の染色体を調べていたのです」

と打ち明けて、鎌田さんは続けた。「爆心地から七百メートルで被爆した患者さんに、高線量の放射線を受けた被爆者ほど人体への影響が大きいと教えられてから、爆心地より一キロ以内の被爆者の染色体解析に切り替えました」

その後、爆心地から五百メートル以内の場所で被爆したが、奇跡的に生存できた七十八人（男性五十人、女性二十八人）の健康管理と原爆放射線の影響調査を担うことになった。

米軍に原爆を落とされたとき、たまたま地下壕や生命保険会社の鉄筋建てビルの地下にいた被爆者たちで、初期放射線を浴びていないとみられた。

しかし鎌田さんが骨髄細胞を採取して調べると、二十一人中十九人の染色体に異常が認められた。血液中のTリンパ球（免疫系の細胞で、ウイルスに感染した細胞やがん細胞を攻撃する）については、検査した三十六人の全員から異常染色体を発見した。いずれも高い頻度であり、残留放射線の影響としか考えられなかった。

鎌田さんは二〇〇七年六月の原爆後障害研究会で、「〇・五シーベルト以上の放射線を受けたとみられる近距離被爆者の四人」について、推定される被爆線量を発表した。ちなみに一シーベルトでは吐き気などの症状がみられ、二シーベルトは五パーセントが死亡する線量とされる。四人の被爆状況は次の事例に示す通りで、被爆四十年後の染色体異常率に基づいている。

【事例1】 富国生命ビルの地下にある当直室で被爆。当時、二十歳。国民服、無帽、地下足袋《たび》。六時間後にビル外に出て避難。推定線量は〇・九シーベルト。六十九歳時に大腸がん。

【事例2】 天神町地下防空壕で被爆。三十五歳。比治山（標高七十メートルの小高い丘で、

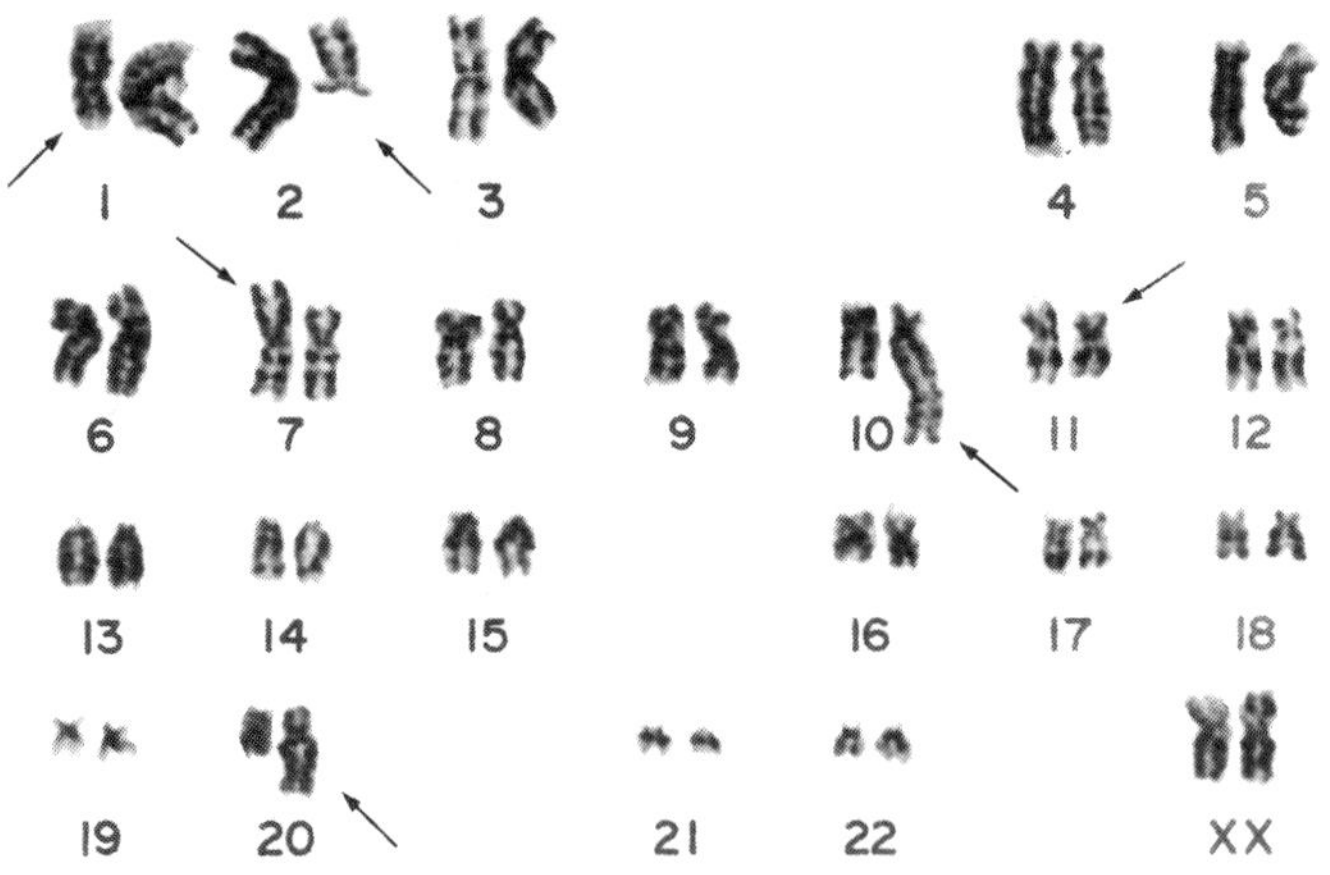

被爆者（推定被曝 3,000mSv）の染色体異常

防空壕が掘られ、空襲時の避難場所になっていた）に避難。推定線量は一・八七シーベルト。脳内出血のため七十五歳で死亡。

【事例3】 袋町国民学校の地下室で被爆。八歳。学生服、素足。教師の指揮で九〇分後に比治山に避難。推定線量は一・九六シーベルト。五十五歳時に胃がん。

【事例4】 状況は3と同じで、当時九歳。学生服、学生帽、左足素足。推定線量は三・三シーベルト。四十二歳時に胃がん。

これらの事例について鎌田さんは、論文で次のように解説している。

〈事例1はビルの中で友を助け、火事嵐をさけて六時間後に富国生命ビルより白島にある逓信《ていしん》局本庁に連絡に行っている。避難開始時としては幸いにも遅い方になると考えられる。種々の証言をみると爆心地近くで被爆した人は直後に失神しており避難を開始しているのは一―二時間後になっているようである。一方、事例3と4は袋町国民学校地下室で一名の教諭、二名の友達と被爆し、先生の指揮のもとに被爆九〇分頃より比治山に向かっている。

事例3と事例4の推定線量が異なっているが、事例4は放射化した鉄棒などを杖《つえ》にして逃げるなどの特別の事情があったかもしれない。事例2、事例3、事例4は、経路は異なるが、いずれも比治山の方に避難した。下中町にあった旧広島電報電話局の挺身《ていしん》隊の多くが比治山に逃げており、当時の避難行動の一つの型といえよう。このような事例での残留放射線量は一・五～二・〇シーベルトと考えられる。しかし、このような人達は五〇〇メートル近距離被爆者の中でも特別な事例であり、多数の被爆者に該当するというものではないが、残留放射線の人体への影響や線量推定に参考になる事例と考えられる〉

こうした数値が示すように、被爆者の染色体異常は「核の傷」にほかならない。

若年の被爆は乳がんリスクを高める

広島市西区のＮＴＴ袋町ビルの前に、「鎮魂」と刻まれた原爆慰霊碑がある。赤黒く変色した被爆タイルを埋め込んだ壁際の説明板に、こう書かれている。

〈昭和二十年八月六日、午前八時一五分、原子爆弾が投下されすさまじい爆風と熱線により、建物が壊滅状態となった。当日勤務していた職員、女子挺身隊員、動員学徒等四五一名のうち約半数におよぶ尊き命が失われた〉

ここに出てくる動員学徒の一人が、当時、広島大学医学部付属病院の講師として、白血病の診療にあたっていた鎌田さんの患者だった。診察室で世間話をしているとき、彼女は学徒動員の体験を語り始めた。鎌田さんは振り返る。

「高等女学校三年時に同級生と三交代で、電話交換業務などの使役に行っていたそうです。電話局は爆心地から五百四十メートルなので、同じ年齢の十五歳の女性は原爆を受けてど

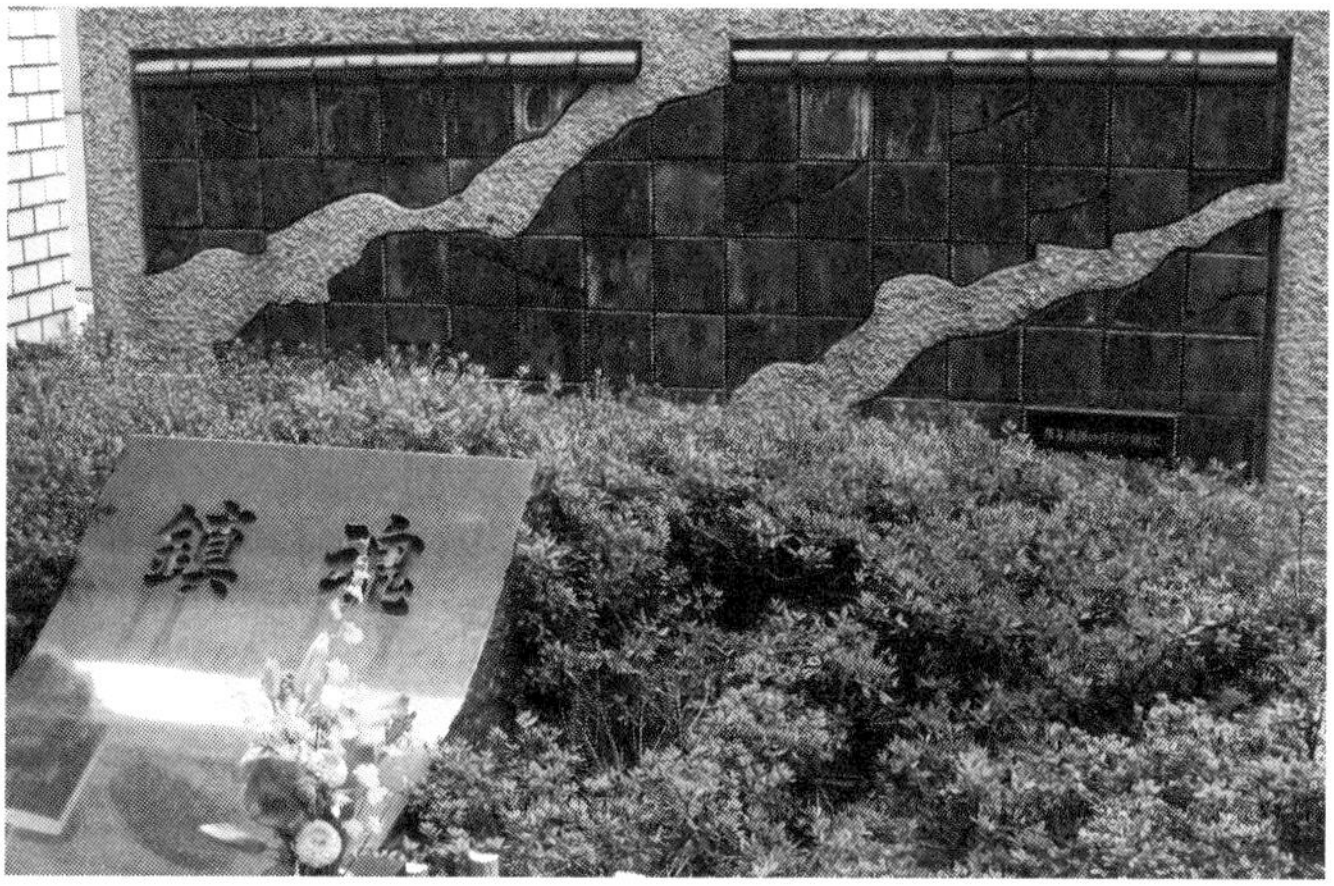

NTT 袋町ビルの前の原爆慰霊碑（広島市西区）

うなったのか、私はその点が気になりました」

　さっそく鎌田さんは、女生徒を送り出した高等女学校の在籍簿と生徒を受け入れた電話局の震災記録を突き合わせる。彼女の証言と合致していた。

「原爆を落とされた八月六日は、六十人の生徒が朝から出勤しており、うち三十人が翌年の五月までに亡くなっていました。五〇パーセントの生徒しか生存できないほど強い放射線を受けたと思われます。私は、生存できた三十人の方を探し出して、染色体の検査をさせていただきました」

　その結果、明らかに染色体の異常が認められ、染色体の異常率から、被爆者の半数が亡くなる放射線線量を推定することができた。集団の五〇パーセントが死亡する「五〇パーセント致死線量」は、当時まだわかっていなかった。このため診察室の会話から生まれた鎌田さんの論文は、放射線の影響に関する国連科学委員会の報告書に掲載された。貴重な所見であった。

「実は、もう一つ発見があったのです」と語り、鎌田さんは、生存した三十人の女生徒について説明する。「追跡調査のできた二十八人の対象者のうち、なんと六人が乳がんだったのです。高い発症率なので、統計的に解析をする必要があると思いました」

そこで鎌田さんは――被爆したときの年齢が十五歳から十九歳で、爆心地から二キロ以上離れた被爆者をピックアップする。その中から乳がんの患者数を「症例対象群」とし、学徒動員で被爆した二十八人の女性と比べた。症例対象群は千人あたり〇・五人の乳がん発症率だったが、二十八人の学徒動員グループでは十一・九人と高く、二三倍もの高率で乳がんを発症していることがわかった。

「爆心地に近いうえ、十五歳で被爆したことが人体に影響したとみられます。年齢が若いときの被爆は、乳がんの発症率を高めるという、最初の所見でした」

鎌田さんがそう解説するように、被爆者の乳がんは原爆を落とされて十五年を過ぎた頃から増え始めた。特に十歳未満で被爆した女性のリスクが高く、これも原爆放射線の大罪の一例であった。

入市被爆者は残留放射線の影響を受けた

鎌田さんは二〇〇五年六月、ある公的機関から勉強会の講師を依頼された。次のような内容だった。

「爆心地から二キロ以上離れた場所で被爆しているのに、脱毛の症状がみられます。これはどういうことなのでしょうか、入市《にゅうし》被爆者について、意見を述べてほしい」

厚生労働省が「原爆投下から百時間以内に、爆心地から二キロ以内の市内に入市」などの条件で、入市被爆者を原爆症の認定審査に加える三年前のことである。

このとき鎌田さんは、広島県原爆被爆者援護事業団理事長職との兼任で原爆養護老人ホーム「倉掛のぞみ園」の園長を務めていた。一方で、被爆者の染色体異常のデータを解析しては論文の発表や講演をこなすなど、研究者としても多忙な日常だった。

広島市安佐北区の高台に「倉掛のぞみ園」を訪ねると、園長の鎌田さんは「被爆者は、私に多くのことを教えてくれた教育者です」と語り、冒頭の依頼について話してくれた。

「実は入市の被爆者について見解を求められたのです。放射線の影響を顕著に受けるのは、爆心地から一キロ以内の近距離被爆者だと信じていた私は、二キロ以遠の被爆者に目を向けていませんでした。だから入市者への関心は薄く、放射線の影響も少ないだろうと思っていたのです」

しかし鎌田さんが当時の資料に当たり始めると、驚かされる事実に直面する。中国管区軍医部の衛生速報（昭和二十年十月二十三日）に、八月六日の原爆投下後に広島市に入った兵隊に関する次の記述が確認できた。

〈当日ハ廣島市に在住セズ、八月六日以降廣島市ニ於テ作業ニ従事或ハ其ノ他ノ用務ノ為同地ニ滞在セシ者一三六例中八九例ニ白血球減少症（二三〇〇〜五〇〇〇）ヲ認メタリ。中等度以下ノ減少者ハ概《おおむ》ネ八月六日直後ヨリ直《ただ》チニ屍体《したい》収容ノ為、爆心地ヨリ距離五〇〇米《メートル》圏内ニ這入《はい》リシ者ニ著明ニシテ、滞在日数ノ長キ者程著明ナル影響ヲ蒙《こうむ》リ、爆心地ニ遠距離地点に滞在セシ者ハ減少ノ程度尠《すくな》シ〉

入市した兵隊のなかに、白血球の減少がみられたと明記されていたのである。

さらに鎌田さんは広島大学原爆放射線医科学研究所で、一九七〇年から九〇年までの間に白血病と診断した早期の入市被爆者のうち百十三人について調べる。八月六日の入市者は三十人、七日は三十七人、八日以降が四十六人だった。一般人の白血病リスクを一とすると、八月六日に入市した男性は三・四四と高く、女性の場合は六日が二・六六で七日が二・五〇のリスクのあることが判明した。鎌田さんはこう説明する。

「八月六日に入市した三十人の白血病患者のうち二十六人の染色体検査をしています。たとえば十七歳で被爆して七十歳で発症した人の例がそうですが、染色体の異常が非常に複雑でした。直接被爆した人だけでなく、原爆が投下された後に入市して残留放射線により被曝した可能性のある人も、染色体は複雑な異常を示すということです」

そこで講師の依頼をしてきた相手に、こんなメールを返している。

〈わたしの分担は「入市被爆者」ですので、それに関する論文を読んで参りました。その結果、自分の未熟さにアホれています。七日入市の人たちは、染色体で示されているように、せいぜい一〇ラド（放射線の吸収線量を示す単位）位の被曝でしょうが、当日入市の人で、九月初旬で白血球数が三〇〇〇前後の人のデータ（確かな筋）が幾つかあり（線量にして、少なくとも五〇ラド）、また、当日入市で高い脱毛頻度、当日入市者にのみ悪性腫瘍の一以上の相対リスク（入市者四九〇〇〇人規模）などの論文を読んでいると、当日入市者はかなり被曝されている人もいると考えざるを得ません〉

放射線被曝線量の推定は、アメリカがネバダ砂漠で核実験をしたデータをもとになされた。核実験は建物や動物への影響を調べる目的で一九五一年から始まり、地上と地下での実験があわせて九百二十八回も行われた。このデータにより爆心地からの距離に応じて被曝線量を推計する、いわゆる「ＤＳ86」と呼ばれる計算方式ができた。しかし、この計算方式だと残留放射線の影響を勘案することができない。このため長い間、残留放射線の影響を過小評価してきた。鎌田さんはこう解説する。

「原爆の空中爆発によって放出された中性子線とガンマ線を初期放射線といい、地上に達した中性子線で放射化された物質から出される誘導放射線と放射性降下物（フォールアウト）を合わせて残留放射線と呼んでいます。砂漠とちがい、広島市内では市民が暮らしていたので生活道具として金属が多くあり、原爆で放出された中性子により金属が放射化されていた。だから入市被爆者にも脱毛がみられ、染色体の異常があるのです」

さらに鎌田さんは苦渋のしわを眉間に刻んで「私たち科学者が努力をしてこなかった間

に、多くの被爆者が無念の思いを抱えて亡くなりました。長い間、原爆症に認定されなかった入市被爆者もそうです」と語るのだった。

被爆者の血清にＤＮＡを傷つける因子

原子爆弾は強烈な熱線と爆風によって広島と長崎の市街地を破壊したうえ、非人道の極みともいえる放射線を放った。核分裂による放射線は初期放射線だけではなく残留放射線も生み出した。放射線は多くの住民の生命を奪い、それは今も続いている。

放射線の人体に与える影響は、初期の急性障害（発熱や下痢など）と長期間にわたって健康を脅かす後障害（晩発性障害）がある。被爆五年後に白血病、十年後には甲状腺がん、二十年後に乳がんや肺がん、三十年後には胃がんなどが目立つようになった。

被爆者のがんを分子・遺伝子学的な観点から研究し、近距離被爆者の染色体異常を立証した鎌田七男さんは、健康な被爆者でも骨髄細胞のＤＮＡ（デオキシリボ核酸）中に、がん化する恐れのある「がん遺伝子」が存在することを突き止めた。鎌田さんは一九八七年九月に開かれた日本癌《がん》学会で発表した骨子について、放射線障害を科学的に解説した平和学習教材の著書『広島のおばあちゃん』で、こう説明している。

〈われわれの細胞にはＲＡＳ遺伝子というのがあり、いつもは正常に働いていますが、この遺伝子の一部が変化（変異といいます）すると癌《がん》になりやすくなるということがわかっています。そこで、被爆者の骨髄細胞からＤＮＡをとり出し、処理した後、免疫力のないヌードマウスの右わきの下と左足のつけねの二カ所（いずれも組織の柔らかい部）に注射しますと、三週〜四週後に腫瘤《しゅりゅう》ができました。その腫瘤の中にヒトのＲＡＳ遺伝子の変異が証明されました。この検査で陽性になった被爆者を追跡調査してみますと、一年後に脳卒中で死亡した観察期間の短い一人を除き、一人は三年後に脳腫瘍が、一人は四年後に白血病が、一人は九年後に乳癌が発生しました〉

原爆放射線は、人体の深部を傷つけていたのである。さらに鎌田さんは血液（血清）中にＤＮＡを傷つける因子のあることを見つけた。

「被爆者の血清と被爆していない健康人のリンパ球を一緒にして二日間培養すると、健康人のリンパ球染色体に異常がみられたのです。被爆して何十年もたっているのに、血清中にＤＮＡを傷つける因子があり、東海村の臨界事故でも同じ現象がみられました」

鎌田さんの話す臨界事故は一九九九年九月三十日に、茨城県・東海村の核燃料加工施設「ジェー・シー・オー（ＪＣＯ）」東海事業所で起きている。

核分裂が連鎖的に生じる臨界状態にあったことに気づかず、三人の作業員は濃縮度の高いウランの硝酸溶液をバケツに入れて沈殿槽に移していた。このため多量の中性子などの放射線を至近距離で浴びた三人の作業員のうち二人が死亡している。うち一人は造血幹細胞移植手術によって妹の骨髄細胞を移植した。手術は成功したものの、生命を維持することはできなかった。根付いた細胞の中に傷つけられた細胞のあることが、後に判明している。

鎌田さんは、治療にあたっていた東大病院の医師から電話を受けたとき、被爆者の血清実験でＤＮＡを傷つける因子のあることを既に確認していると伝えた。

多量の放射線に傷つけられた細胞は正常な細胞を傷つける――。再生医学が無力だったことを、東海村の臨界事故は示した。

高齢の被爆者を苦しめる多重がん

その論文の題目は〈フォールアウトによると思われる三重癌と三つの放射線関連疾患を持つ一症例〉だった。鎌田七男さんら六人が『長崎医学会雑誌』(二〇〇八年)に発表した論文で、この題目がなにより原爆の脅威を教示している。

大気中に放出された放射性物質が、風雨などによって地上や海上に降り注いだのがフォールアウト(放射性降下物)である。論文は〈フォールアウトによる人体影響〉について、次のように述べている。

〈一九八六年四月、チェルノブイリ原子力発電所事故によりベラルーシ、ウクライナ、ロシアのフォールアウト汚染地域で、当時十八歳未満であった内部被曝住民に、約四〇〇〇名にものぼる甲状腺がんの多発が明らかになってきた。(中略)同じロシアのマヤーク核兵器施設から放出された核廃棄物(主としてストロンチウム90およびセシウム137、期間一九四六―一九五六)はテチャ川沿岸住民に内部および外部被曝を生じさせ、二〇年後頃より住民間に白血病の多発が明らかになっている。一方、広島・長崎原爆に関しては初期放射線の人体影響についての詳細な報告があるものの、フォールアウトの人体影響についての研究は数少ない〉

そこで、論文の緒言を紹介したい。

〈放射性降下物などによる内部被曝の生物学的影響は、対象が孤立的であり、その証明は困難である。今回、フォールアウトのみの影響によると思われる症例で、肺癌、胃癌、大腸癌、骨髄異形症候群（疑）、甲状腺機能低下症、骨そしょう症の身体症状をもち、末梢血リンパ球染色体検査で高頻度の染色体型異常が認められたので報告する〉

症例は二十九歳のときに被爆した女性で、当時、爆心地より四・一キロ離れた広島市西区高須で生活していた。次男を出産した三日後に原爆に遭い、フォールアウトによる「黒い雨」を見たが直接浴びてはいない。産後で動けず、親戚から届けられた食物と畑の野菜を食べた。二週間後、隣町の自宅に戻った。自宅では鶏卵やきのこ類を口にしたという。

放射性物質を含んだ「黒い雨」が広島の己斐、高須地区を中心に降ったことは知られている。自然値より高いガンマ線の残留放射線も測定された。このため女性の放射線障害については、残留放射線の外部被曝と放射性降下物を呼吸や飲食などで取り込んだことによる内部被曝を考慮する必要があった。女性の既往歴を論文から抜粋したい。

〈六十歳頃、骨そしょう症▽六十八歳、卵巣のう腫▽八十二歳五月、右肺癌▽八十二歳十二月、胃癌▽八十三歳八月、残胃癌▽八十四歳十月、大腸癌▽八十六歳、骨髄異形成症候群疑（汎血球減少症）▽八十七歳、甲状腺機能低下症〉

論文は女性について、こう述べる。

〈放射線によって誘発されると考えられている肺癌、胃癌、大腸癌の三つの固形癌（転移性でないことはその組織型、分化程度の違いにより明白である）と前白血病状態である骨髄異形成症候群を経験している〉

鎌田さんが彼女の染色体を調べると、千百四十二個の分裂細胞のうち二十五個に異常がみられた。六十歳以上の一般人に出現する異常率の平均値は〇・四パーセントだが、この女性は二・一九パーセントと高かった。だが内部・外部の総被曝線量を正確に推定することは難しく、論文は次のように記した。ちなみに〇・一シーベルト以上の放射線を短期間に浴びると、がんリスクが高まるといわれる。

〈本症例にみられたさまざまな放射線関連疾患を主とした身体的影響度を考慮し、被曝線量を総合的に推測すると、本症例ではおおよそ〇・三シーベルトに相当する内部および外部被曝があったものと考える〉

また論文は〈初期放射線に直接被曝した人では線量依存性に多重癌がみられており、フォールアウト地域に居住した本症例は初期放射線被爆者と軌を同じくするものと考えられる〉と明記して、〈多重癌〉について言及した。多重がんは異なる二つ以上の発がんのことで、鎌田さんはこう説明する。

「被爆者は放射線によって、いくつもの遺伝子が傷つけられているので、がんになりやすい。全身に被曝していたら、転移ではなく、体のどこにがんが発症してもおかしくない素地があるのです。四つのがんをもっているおばあちゃんを診察したこともあります。乳がんができた後、食道がんができることもあるし、胃がんに続いて肺がんができることもあります。傷は全部についているので、がんの発症が早いか遅いかの違いだけなのです」

多重がんの詳説は、前出の『広島のおばあちゃん』にこう記している。

〈染色体の異常があると必ず遺伝子の異常を伴っているんよね。「がん」はね、まず一つ目の遺伝子が狂って、二つ目、三つ目の遺伝子も狂って六つ目とか七つ目の遺伝子も異常になった頃に「がん」が出来てくると考えられているんよ（大腸がんでは七つ目で「がん化」するといわれています）。被爆者の場合は、いろんな身体の部分（器官）が被爆し、一度にいくつもの遺伝子に放射線で傷つけられているから、「がん化」への素地（五つ目や六つ目の異常）がすでにできており、それに、「がん」を起こしやすい物質（たとえば、たばこの中のタール）や「がん」の治療薬（遺伝子に傷をつける薬もある）がからだに入ると、普通の人より早目に、いろんな場所に「がん」を作ってくるようになると考えられているんよ。からだに三つも「がん」ができるなんて、かわいそうだね。だから、核戦争

は絶対にしてはいけないのよね〉

こうした原爆放射線の実相は、被爆者が身をもって明らかにしてきた。

被爆の影響が遺伝子レベルで残っている

広島市は二〇一二年から「被爆体験伝承者」推進プログラムを策定し、被爆の記憶の伝承者を養成することに乗り出した。被爆者の高齢化に伴い、体験を語れる人が少なくなったことによる。研修期間は三年間で毎年十回のカリキュラムを組み、被爆の実相や話法技術を学ぶ。被爆者との交流会もある。

鎌田さんは「原爆の人体への影響」を解説している。血液学の医師として長年、被爆者をフォローしてきただけに、その事例は真に迫る。

ある日の研修会で、鎌田さんは研修生を前に、被爆後の約二十年間に起きた原爆障害を、パワーポイントを使ってスクリーンに映し出した。

〈①白血病とがん　②放射線白内障　③脳出血（梗塞《こうそく》）・心筋梗塞等血管障害　④染色体異常　⑤成長・発育の遅延（幼少時被爆）　⑥知的障害を伴う小頭症（胎内被爆）　⑦ケロイド〉

続いて鎌田さんは、〈今、被爆者に起きていること〉を紹介する。

〈①染色体の異常　②免疫力の低下（異物認識の低下、抗体の恒常的高値）　③ＤＮＡを傷つける血清中の因子　④「がん」遺伝子（ＲＡＳ）の活性化　⑤多重がん　⑥精神的影響（心の負担）〉

「一度に大量の放射線を受けた場合、臓器によって悪性腫瘍の発生する時期が違うことがわかりました。細胞の放射線に対する感受性が同じではないからです。だから転移ではない多重がんを発症します」

そう説明してから、鎌田さんは「被爆四十年を過ぎて、皮膚がんや髄膜腫《ずいまくしゅ》が増えたのは驚きでした。皮膚や髄膜は細胞分裂をあまり行わないので、がんの発生は予想していなかったのです」と述べた。髄膜腫は良性の脳腫瘍だが、腫瘍が腫大化すると手術の必要が生じ、

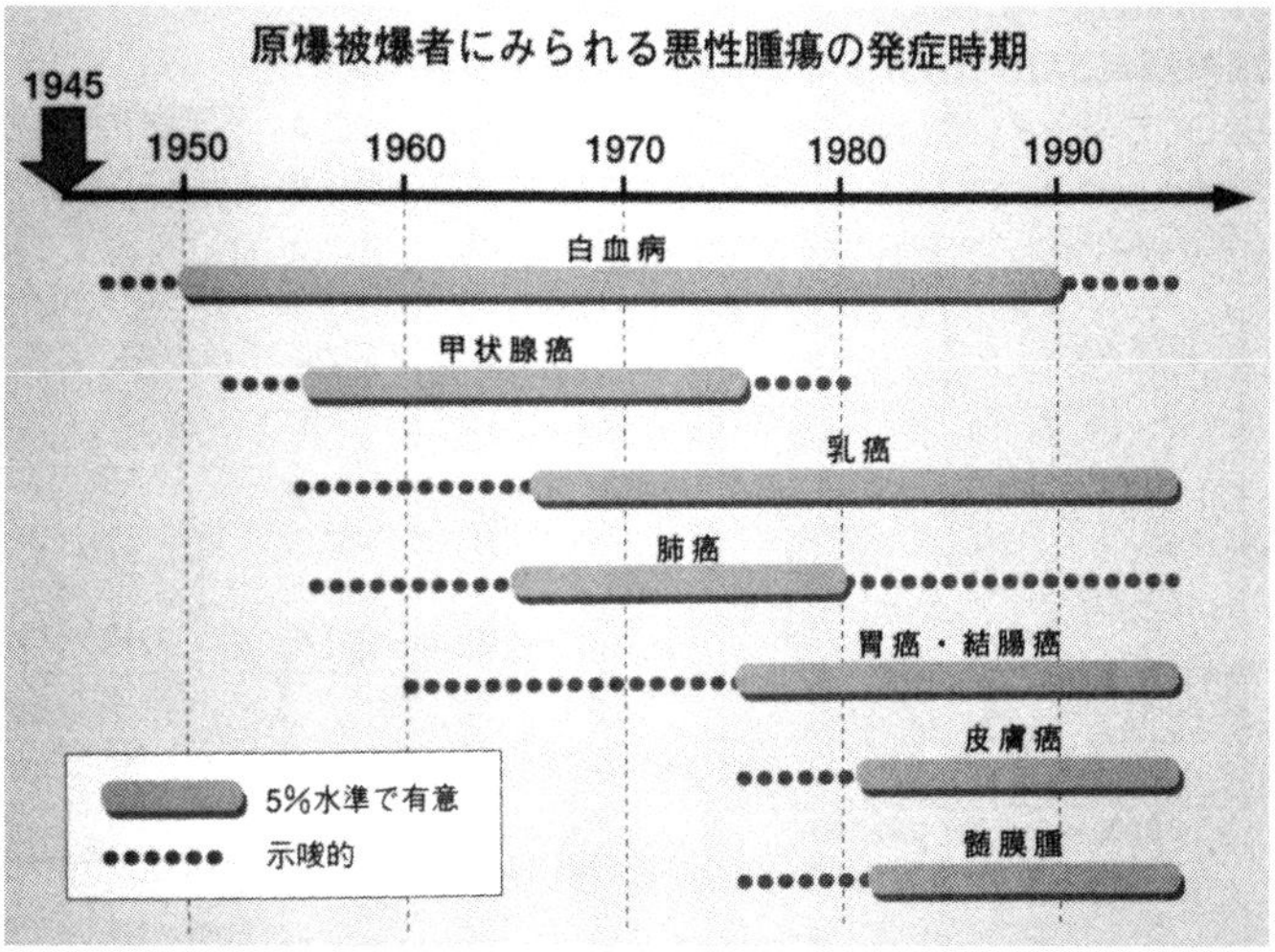

悪性の扱いとなる。鎌田さんが髄膜腫を発見したのは、フォローしている近距離被爆者の一人が「頭が痛い」と訴えたことに始まる。

鎌田さんがCT（コンピューター断層装置）で調べると髄膜腫が見つかった。このとき鎌田さんは、別の被爆者が「頭痛持ちで鎮痛剤を飲んでいる」と話していたのを思い出した。検査すると、やはり髄膜腫だった。生存被爆者の四十人中二人に髄膜腫がみられたのは偶然でないと考え、鎌田さんは広島市内の病院の協力を得て詳しく調べた。すると爆心地から一キロ以内の被爆者に髄膜腫が高率で発症していることが判明した。原爆放射線の後障害にほかならない。

髄膜腫は、被爆者に多い腫瘍のなかで、第七番目の皮膚がんに次ぐ第八番目のがんとして登録された。

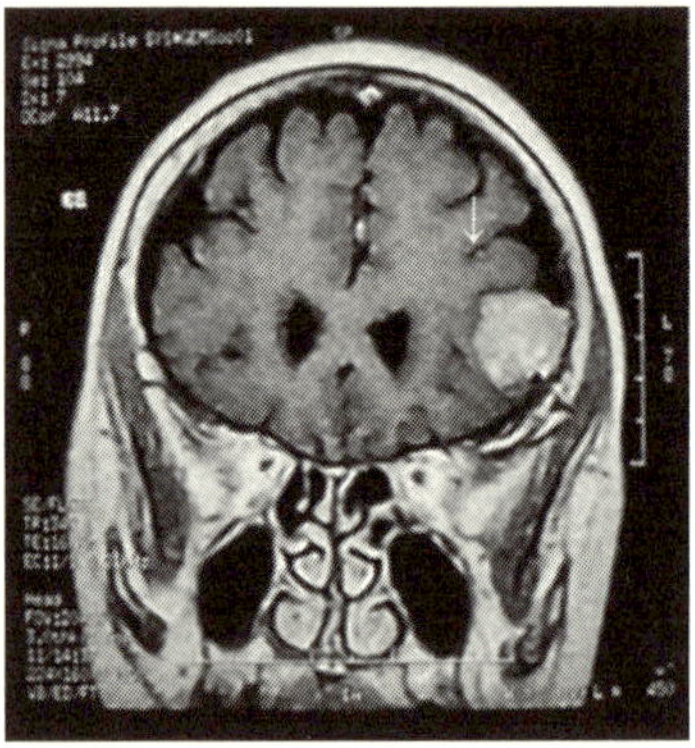

髄膜腫
（爆心地より 410m、4,960mSv 被爆）

「被爆して六十年以上になると、発がん性には被爆の要素と加齢の要素が相乗しあっていると思われます。新たながんが発症するのは、被爆の影響が遺伝子レベルで残っていると考えざるをえません」

被爆者を診てきた鎌田さんはそう語り、「今後、何がおきるか、まだわかりません」と苦渋の表情をのぞかせた。

核兵器の非人道性を示す証拠カルテ

核兵器を保有しない日豪など十二カ国でつくる「軍縮・不拡散イニシアティブ（ＮＰＤＩ）」の第八回外相会議が二〇一四年四月、広島市で開催された。あわせて核兵器廃絶日本ＮＧＯ連絡会は講演会や座談会を開いた。

鎌田七男さんは「核兵器の非人道性――医学的エビデンスから」と題して講演した。「被爆者の生涯からみた非人道性」を語り始めると、会場は静まり返った。

鎌田さんによると——男性被爆者のAさんは染色体に二一パーセントの異常率がみられた。Aさんは被爆したとき八歳だった。爆心地から約四百六十メートルの広島市の袋町国民学校にいたが、地下室だったため一命を取り留めた。だが、九人家族のうちで両親と姉や弟の六人を失う。四十五歳の母と三歳の弟は即死、四十六歳の父と十九歳の次女は一カ月後に急性放射線症で亡くなった。二十二歳の長女の遺体は見つかっていない。

生存できたのは次男のAさんと当時十五歳の長男、十二歳の三女の三人だった。親戚の家をたらい回しにされた後、Aさんは孤児収容所に入る。一九五七年に清掃作業員として働き始め、十年後に家庭を築いた。やっと手にした幸せだった。

だが一九九一年に胃がんが見つかり、Aさんは二度手術をする。二〇〇一年に女の子の初孫が白血病で死んだ。息子は父をおもんばかってか、病名などを明かさなかった。Aさんとメールの交換をしていた鎌田さんは「父と息子は互いに悩んでいたと思います」と聴衆に話しかける。

その後、Aさんは原爆放射線に起因する間質性肺炎にかかり、呼吸をするたびに苦しんだ。そして二〇〇七年の年の瀬に自ら命を絶っている。鎌田さんは途絶えた年賀状のことに触れてから、次のように語るのだった。

「部屋にロープを張って、そこに着物をかけて生存しているように見せかけるなど、最期まで気配りの人でした。戦争はむごい、と言っておられたことを思い出します」

鎌田さんはスクリーンに〈核兵器が非人道性である証拠――その本質は遺伝子異常をおこさせることである〉と映し出した。

多重がんはその最たる一例だが、鎌田さんは被爆二世のことも気がかりだという。二〇一四年六月に長崎市で開催された原子爆弾後障害研究会で、鎌田さんらの研究グループは「被爆二世と白血病」に関して発表した。『中国新聞』の記事から引きたい。

〈広島で被爆した親を持つ被爆二世のうち、原爆投下から一年以降、一五年以内に生まれて白血病を発症したケースでは、父親の被爆と、出生までの年月の長短が発症に影響していることが、広島大の鎌田七男名誉教授（血液内科）や同大原爆放射線医科学研究所の大滝慈教授（計量生物学）たちの研究で分かった。

広島県と広島市が一九七三、七四年に実施した調査で判明した被爆二世と、県内の病院で白血病と診断された患者のデータを照合。①親の両方または一方が被爆者②本人ときょうだいが一九四六年七月以降に生まれ、本人だけが白血病を発症——の条件を満たす五四人を抽出し、発症リスクをきょうだいと比較した。その結果、父親または両親が爆心二キロ以内で被爆したか、二キロ以遠で被爆して八月六日に入市被爆したケースで、白血病を発症した二世の出生が原爆投下から年月が浅いほど発症リスクが高かった。母親だけ被爆したケースでは因果関係がみられなかったため、父親の被爆が要因とみられると結論付けた。

リスクは一年ごとに約三八％ずつ減っていて、例えば被爆一年後に生まれた二世のリスクを一〇〇とすると、同六年後は一〇を下回った。鎌田名誉教授は「遺伝情報や生活習慣が似通ったきょうだいを比較対象としたため、信頼性が高い分析といえる」と説明。父親の被爆が二世に影響する点については「精原細胞のＤＮＡが傷つき、精子に異常が出たためと考えられる」と推測している〉

（二〇一四年六月二日付朝刊）

放射線が人体に与える長期的な影響について、外務省の委託研究班は「核兵器使用の多方面における影響に関する調査研究」として、二〇一四年三月にまとめた。鎌田さんや朝長万左男さん（日本赤十字長崎原爆病院名誉院長）ら五人の専門家による貴重な研究である。

そこに〈なぜ生涯持続性か？〉の一項を設け、次のように記している。

〈白血病も固形がんも生涯持続性が明らかになってきていることが原爆被爆者における健康影響研究の最大の知見になってきた。その生涯持続する真のメカニズムはまだ不明であるが、おそらく白血病も多くの固形がんも各臓器の幹細胞（白血病は骨髄の幹細胞、固形がんは各臓器の幹細胞）において遺伝子変異が蓄積した結果、癌化あるいは白血病化を起こした細胞が増殖してくる疾患であることが明らかになってきている。被爆者においても原爆時に一瞬にして各臓器の幹細胞の遺伝子（ＤＮＡ）が傷つき、これを起点として様々な遺伝子変異が長年かかって蓄積してがん細胞の発生に至り、そのがん細胞が一定の大きさまで増殖すると癌の診断が下されるという過程を段階的に進んでいくものと考える仮説が有力視されている。一瞬にして臓器の幹細胞が癌化の宿命を負うことで発症すると思われる原爆放射線被ばくによる生涯持続性の健康影響は、原爆の長期的影響の中の最たるものであると言うことが出来る〉

また〈長期的人体影響のまとめ〉として、次のように締めくくっている。

〈医学的考察から明らかなように、原爆は無差別殺戮兵器であり、その初期効果は爆風、熱線、放射線によるもので、人びとは一瞬にして三つの致死的物理力を受け殺戮されたものである。さらに原爆被爆は生涯にわたる健康影響を持続させている。そして、被爆者が全て亡くなる二〇四五年（原爆後一〇〇年）頃まで持続することは間違いないところである。被爆者の受けた精神的影響と社会的差別は深刻かつ生涯持続性である。遺伝的影響についての懸念もまだ払拭されていない。原爆の人間に対する総合的な影響はまだ解明されていない〉

（外務省のホームページ）

鎌田さんは会場のスクリーンで、この報告書「核兵器使用の多方面における影響に関する調査研究」の〈「あとがき」の最後の文章〉を紹介した。

〈以上の広島と長崎の原爆被災の検証と仮想都市の原爆と水爆の爆発による被害の推定から、核兵器の爆発はいかなる状況においても耐えられない非人道的結末をもたらすことになると結論される〉

鎌田さんは聴衆を前にして、率直に言った。

「実はこの後に、私が一番大事だと思っていることを書いてあったのですが、それを削られたのです。もう悔しくて、悔しくて、しようがなかったです」

鎌田さんは、外務省によって削られた部分をスクリーンに映し出した。

〈このような性質から、核兵器は非人道的なものと言わざるをえず、今後決して二度と使用されないこと、新たに作られないこと、さらに究極的には廃絶されるべきこと、を本研究の結論とする〉

かつて被爆者と染色体の異常に関する論文を発表するまでに、被爆者に不安を与えるのではないかと、鎌田さんのなかで五年間の葛藤期間があったという。しかし広島の科学者として、事実を示しておく決意を固めた。それは核兵器の非人道性を証明することでもある。だから鎌田さんは医師の信念と良心から、誠実に研究論文を発表し続けてきた。

それだけに鎌田さんが悔しさをにじませて、しかしあえて「削られた文章」をスクリーンに映し出した心情は、察してあまりある。その気骨にふれて、広島の医師としての良心を、私は鎌田さんに見た。

そして二〇一七年七月、鎌田さんの首唱は核兵器禁止条約となって結実した。世界の百二十二カ国が賛成して採択されたのである。条約は前文に、こう明記した。

〈核兵器の使用による被害者（ヒバクシャ）ならびに核実験によって影響を受けた人々の容認しがたい苦痛と被害に留意し、核兵器に関わる活動で先住民に対する差別的な影響を認める。核兵器のいかなる使用も、人道の諸原則と公共の良心に反することを再確認し、武力（核兵器）による威嚇《いかく》や武力の行使を自制しなければならない〉（デジタル毎日）

鎌田さんら医師の診た記録は、歴史が評価するにちがいない。

第三章　不安に苛まれ続ける生涯

――被爆者への無理解・誤解・差別――

被爆から六十年後に脱力感や無力感

その症状は「晩年ブラブラ病」といえた。米軍に投下された原爆による放射線を浴びてから、実に六十年もの歳月を経ての病状である。

「激しい倦怠感に襲われて、何もできないのです」

そう訴える高齢の被爆者が、医師の診断を求めるケースがみられ出した。

かつて被爆者は脱力感、無力感に悩まされた。病人らしくないのにブラブラしているように見えるので、いつしか「原爆ブラブラ病」と呼ばれた。だが、それは過去の症状ではなかった。

特定医療法人神戸健康共和会・東神戸診療所（神戸市中央区）の所長として、被爆者治療を続けている郷地秀夫さんは、これまで兵庫県下を中心に約二千人の被爆者を診てきた。二百五十人の主治医でもある。「晩年ブラブラ病」について、こう説明する。

「体がひどくだるい、疲れる、胸が苦しい、下痢をする……と訴えは多様です。検査をしても、数値や画像で症状の説明ができる異常値や病変は見つかりません」

被爆者の訴えを真摯《しんし》に受けとめた郷地さんは、原爆症の認定申請に当たり、この症状を持つ五人の患者の病名を「慢性原子爆弾症」と書いた。

「原爆ブラブラ病はもちろん慢性原子爆弾症も、日本の医学会では病名として認められていません。文献を検索しても、原爆ブラブラ病に関するものは皆無です。もっともブラブラ病という呼び方には差別的なニュアンスが含まれているので、私は厚生労働省に原爆症認定の申請をするにあたり、慢性原子爆弾症と明記しました。ほかに病名が思い当たらなかったからです」

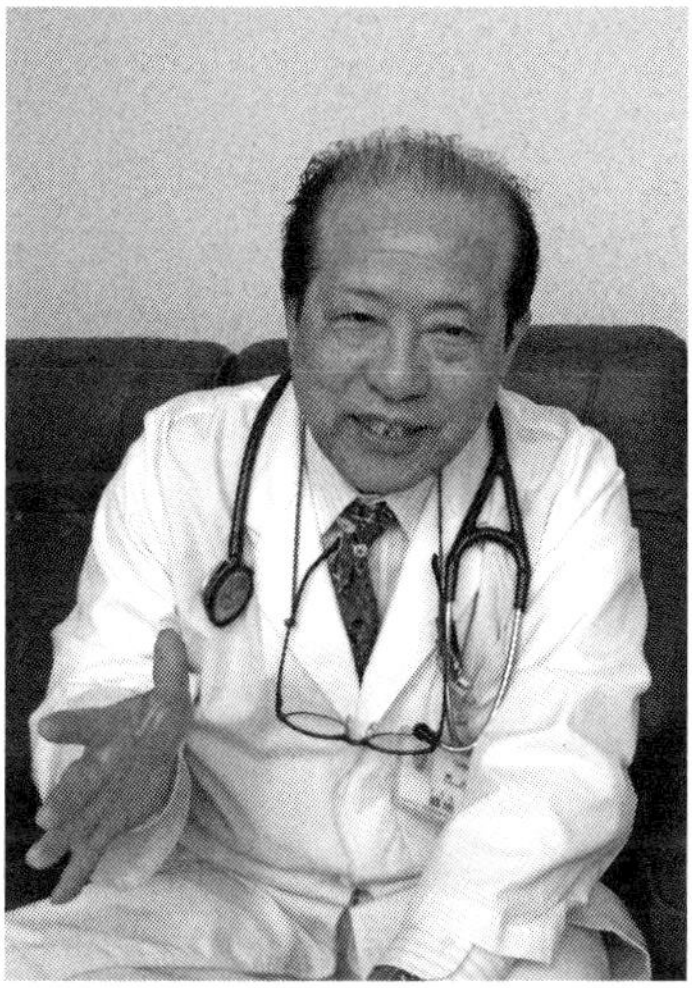

郷地秀夫医師

だが厚生労働省は「書類の不備」を通告してきたり、あるいは「この病名では受け付けられない」と言って、受理を引き延ばしたという。

郷地さんは「高齢で慢性原子爆弾症になると寿命は短いのです。それなのに厚生労働省は、三年から四年も引っ張って却下する、そのような例も珍しくありませんでした」と語る。

たとえば長崎で幼児期に被爆した男性は二〇

〇五年に「慢性原子爆弾症」で原爆症の認定を申請したが受理されなかった。その後、甲状腺がんが見つかり、再申請の末に原爆症と認定された。だが、二年後に膵臓がんのため七十四歳で亡くなった。

別の女性被爆者は、原爆症と認定されるや離婚している。「あんな、いいご主人なのに」と周囲は驚いた。だが、彼女の夫は「晩年ブラブラ病」の妻を、簡単な家事しかしなくなった、適当にやっていると怒りはじめた。時には酒乱に走ることもあったらしい。

「孤独な生活を我慢してきた彼女は、甲状腺がんで原爆症と認定されると、毎月十三万五千五百四十円の医療特別手当が支給されるので、それを待って離婚したのです」

郷地さんはつらそうな表情で、こう続けるのだった。

「彼女は心臓病が悪化して、まもなく亡くなりました。ぎりぎりに痛めつけられ、全身ボロボロで死んだのです」

郷地さんによると「慢性原子爆弾症」の女性は、概して家庭で悩み、男性は職場で悩んだ。ともかく自分に我慢を強いてきたが、それも限界に達して、郷地さんの診療を仰ぐのだった。

「誰とも会話ができなくなって、診療所に見えられるのです」と言ってから郷地さんは、いっそう語調を強めた。「慢性原子爆弾症は、それ自体が被爆者の人生のすべてとなって支配し、老いた被爆者を苦しめています」

体内から放射線を出していたガラス片

郷地さんが、最初に彼女を診たのは二〇〇三年のことだった。

「体中に数え切れないガラス片が残っているのですから、まさに満身創痍《そうい》でした。ガラス片を摘出しても、傷口が固くなっているため縫合できず、開放されたままの傷口も見受けられました」

彼女は十四歳のときに長崎で被爆した。爆心地から約一・一キロの兵器工場で、魚雷の部品を作っていた。原爆による強い爆風で吹き飛ばされ、顔や胸から手足にまでガラス片が突き刺さった。救出される途中で意識を失い、気づいたのは十日後である。一緒に働いていた三人の学友は爆死した。

海軍病院のベッドに横たえられた彼女の体には、大きなガラス片を取り除いた傷口が、全身のあちこちに見られた。

その後、彼女は体内に残った無数のガラス片に苦しめられる。毎年、体のどこかに埋まっているガラス片が熱を帯びて化膿するため、そのつど摘出手術を受け続けた。一九七五年には太ももから五センチ大のガラス片を取り出した。七年後には、右目の下、顎《あご》、首、右手などから十個以上を除去する。だが、元号が昭和から平成に変わっても、ガラス片の摘出手術は繰り返された。

彼女は成人するまで鏡を見ず、死ぬことばかり考えていたという。

「顔の洗い方しだいで、ピリピリと激しい痛みがはしります。どうして何十年もたって、ガラス片が化膿するのでしょうか」

郷地さんは、彼女から問いかけられた。郷地さんによると、彼女に突き刺さったガラス片は原爆から放出された中性子線によって誘導放射化されていたとみられる。彼女を突き刺したガラス片は放射性物質となり、体内から放射線を出していたので、傷も治りにくいし、化膿しやすい――。

そう診断した郷地さんは「単なる体内異物ではありません。内部被曝による原爆症です」と、彼女に伝える。しかし、厚生労働省は彼女の原爆症認定申請を却下した。郷地さんは今も怒りを隠さない。

「このような無惨な体にされた被爆者を、原爆と関係がないなどと、どうして言えるのですか。単なる体内異物では説明がつかないし、長い間、傷が治らなかった経過があり、それに伴う困難や苦しみまであるのですよ」

政府の認定基準が厳しいため、原爆症の認定率は被爆者健康手帳を所有する被爆者のパーセントにも満たない。このため彼女はやむを得ずに裁判所の判断を仰ぐことにした。彼女は原爆症認定訴訟の法廷で、絞り出すようにして述べた。

「被爆者は生き地獄から、もがき、苦しみながら、今日まで生き耐えてきましたが、としびも、だんだんと、うすらえて、今にも消えそうです。どうか、あかりを、さしのべて下さい。お願いいたします」

法廷内に設けたスクリーンに映し出された彼女のレントゲン写真には、ガラス片の白い影が浮かんでいた。裁判所は、彼女を原爆症と認める判決を下した。郷地さんはあらためて力説する。

「放射化された体内異物であるガラス片は、被爆者の体と心を傷つけ、複合障害を引き起こしていたのです」

放射線を出し続ける臓器標本

原爆症認定訴訟で被爆者の支援を続ける郷地秀夫さんの著書『被爆者医療から見た原発事故』に出てくる、次の一文に目がとまった。

〈二〇〇九年に長崎大学の七條氏らは長崎原爆の被曝後の一、二カ月目に亡くなった被爆者の臓器標本が六〇数年たった時点でもなお、プルトニウムのα（アルファ）線を出し続けているのを確認した。そのことはＮＨＫのニュース番組でも大きく報道された。肝臓にも骨にも肺にも被爆者の体奥深くに放射性微粒子（Hot Particle）になったプルトニウムが入り込んでいたのだ。内部被曝は外部被曝と違い、同じ場所に留まり細胞の遺伝子に放射線を放出し続ける。α線はγ（ガンマ）線に比べてエネルギーが高く、生物学的効果比（影響）もγ線の二〇倍とされている。プルトニウムの元素は微量でも発がん性があるとされており、その存在は深刻で重大な問題なのだ〉

原爆放射線の脅威にあらためて驚愕《きょうがく》した私は、長崎大学原爆後障害医療研究所（原研）の「腫瘍・診断病理学研究分野」（原研病理）に七條和子助教（医学博士）を訪ねた。

七條さんは研究を始めた経緯について、こう振り返った。

「退官される関根一郎教授に、大学に保管してある組織標本から放射線が出ているかもしれない、放射線障害の実相に迫るためにも、病理標本と放射線の関係について研究してほしい、と託されました」

長崎大学の臓器保存室には、一九七三年に米国陸軍病理研究所から返還された約六百五十例の臓器が保管されていた。七條さんは、爆心地から一キロ以内で原爆に見舞われ、急性放射線障害で亡くなった七人の臓器の病理標本（骨、骨髄、肺、肝臓、腎臓など）を試料とした。

アルファ線やベータ（β）線に写真乳剤を感光させる作用のあることを利用して、病理標本の中に放射性同位体があるかどうかを調べるオートラジオグラフィー法によった。

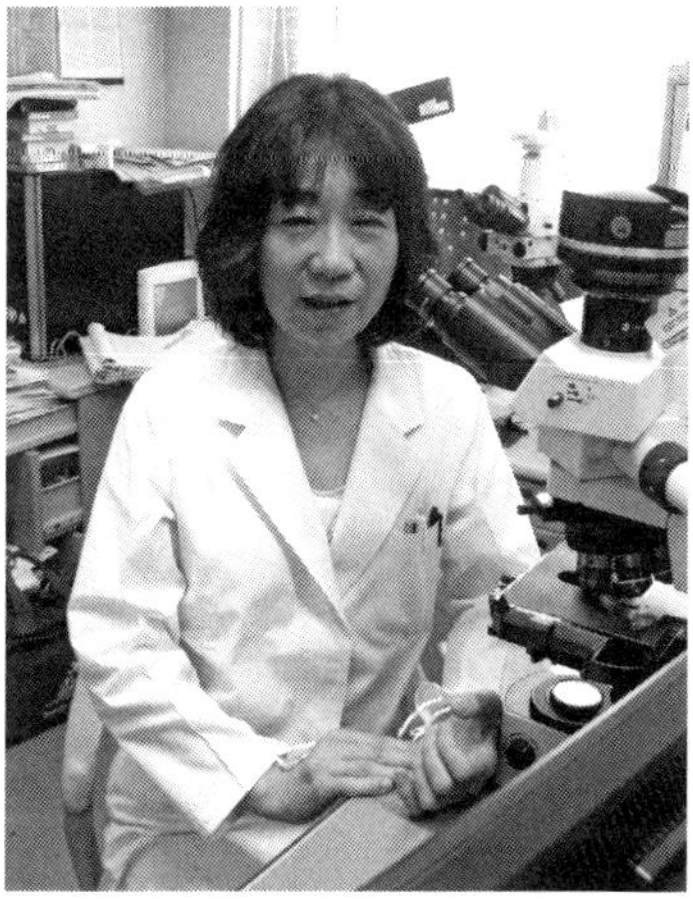

七條和子博士

病理標本を薄く切って三百枚にしてから暗室で写真乳剤を塗り、暗室で光学顕微鏡を駆使して五千枚の写真を調べたところ、七條さんは骨や肺などの細胞内をアルファ線が走っている飛跡の撮影に成功した。このアルファ線の飛跡が血管造影剤「トロトラスト」で内部被曝した患者の飛跡と酷似していることを、七條さんは突き止めた。

補足の説明をすると、かつてレントゲン撮影では、透視効果をあげるために血管造影剤トロトラストを投与していた。ところが一九四二年になると、トロトラストの投与者に白血病や肝がん、血管肉腫などの発症が相次いだ。トロトラストに含まれるトリウムが体内に蓄積し、そこから放射線が放出されて内部被曝を引き起こしていたのである。

七條さんが被爆者の病理標本から見つけたアルファ線の飛跡は、長崎原爆で地上に降り注いだ放射性降下物（死の灰）による内部被曝の証跡だとわかった。七條さんは、こう説明する。

「放射線被曝はそのときに受けるDNA障害だけでなく、体内にとどまった放射線が新たな種々のDNA障害を及ぼします。六十年以上たっても、物理学的半減期の長い放射線が健康に影響を与えている可能性を思うと、それは恐ろしいです」

「アルファ線の飛跡の長さからエネルギーを割り出すことで、死の灰の成分はプルトニウム239だとわかりました」

長崎原爆はプルトニウム239を原料にしていた。七條さんの研究から、プルトニウム239の核分裂で生じた「死の灰」は、その後も臓器標本のなかで放射線を出し続けていたのだ。それは被爆七十年を経ても変わらなかった。

これまで広島と長崎の被爆者について、放射性物質が体内に取り込まれていたという証拠はなかった。七條さんが撮影した、被爆者の細胞からアルファ線を出し続けている画像は、原子爆弾による内部被曝の科学的証拠である。七條さんは、こう語るのだった。

「内部被曝の詳しいメカニズムはわかっていません。臓器標本の中を走る放射線の飛跡から、内部被曝を解明できる糸口がみつかればよいと思っています」

そして二〇一五年六月六日に広島市で開かれた「原子爆弾後障害研究会」で新たな報告がなされた。広島大学名誉教授の鎌田七男さんや七條和子さんらの共同研究について、『毎日新聞』は〈広島大と長崎大チーム「内部被ばく半世紀」裏付け〉の見出しで特報している。

〈広島原爆の「黒い雨」を体験した女性の肺組織にウランが残存し、現在も放射線を放出していることを示す痕跡を初めて撮影したと明らかにした。女性は原爆投下時二十九歳で、八十代で肺など三臓器に多重がんを発症し、九十四歳で死亡した。（中略）女性の手術の際に切除された肺のがん組織と非がん組織、隣接するリンパ組織が広島大に保存されていることが分かり、同グループが解析を実施。乳剤に浸《ひた》し、放射線が走る跡（飛跡）を撮影したところ、主に肺がん組織で核物質が放出するアルファ線の飛跡を確認した。飛跡の長さや他の放射性物質の半減期などと比較し、核物質は広島原爆由来のウラン235の可能性が非常に高いとしている。（中略）研究の中心となった鎌田七男・広島大名誉教授は「科学的・物理的にも証明が難しい内部被ばくの実態を、一人の症例から目に見える形で明らかにできた」としている〉

（二〇一五年六月七日付朝刊）

女性は爆心地から西約四・一キロ地点で被爆したため、原爆の初期放射線推定線量は〇だった。フォールアウト（放射性降下物）による内部被曝が種々の疾病に起因していると考えられる。

広島医学会発行の『広島医学』（六九巻第四号、二〇一六年四月）は、「広島フォールアウト地域四重がん症例の肺がん組織で証明された内部被ばく」のタイトルで、鎌田さんや七条さんら五人の連名による論文を掲載した。「結語」は次の通りである。

〈広島フォールアウト地域患者よりがん組織内に有意に増加したアルファ線飛跡を確認し、それは貪食《どんしょく》細胞内に取り込まれた広島原爆ウラン235の可能性が高いことを強く示唆した。がん組織における被曝から五三年間の等価線量は一・二Svと推定された〉

ここに出てくる「貪食細胞」とは、動物の体内にあって食作用を持つ細胞の総称である。論文の「考察」は〈興味深いこと〉について、こう書き留めている。

〈アルファ線を出している細胞は貪食細胞であると判断されたことである。体内で異物を貪食処理する作用を持つこの種の細胞が放射性物質を含む物質（塵埃《じんあい》など）あるいは放射性物質を持っていた貪食細胞の残骸を過去に食していたと考えられる。また、肺がん部組織の中にアルファ線飛跡が非がん部にくらべ約一〇倍高かったことはがん細胞攻撃中の貪食細胞ががん組織中に多く存在したことによるものと考えられる〉

さらに七條さんは、長崎大学環境科学部の高辻俊宏教授と物理的解析を行い、二〇一八年六月に論文を世界に発信した。長崎原爆により一キロ以内で被爆死した女性の臓器が吸収した線量から得た「長崎の症例」について、七條さんはこう解説する。

「アルファ線を出している細胞は、さまざまな臓器の実質細胞でした。爆心地付近では強烈な上昇気流のためプルトニウムは存在しないというのが常識でしたが、アルファ線の長さの計算から、そのことは否定されました。フォールアウトの物理的なモデルの再検討が必要になるかもしれません」

被爆者が死して残した臓器標本から、七條さんが写真におさめたアルファ線の飛跡は、放射線の脅威を世界に示した。原爆による内部被曝の影響を病理学的に研究するうえで、橋頭堡《きょうとうほ》となったのはまぎれもない。

法廷で被爆国の姿勢を問う

東神戸診療所長の郷地秀夫さんは、原爆症を認めない国を相手に被爆者が集団で訴えた「ノーモア・ヒバクシャ近畿訴訟」の支援医師の一人である。二〇一四年三月十四日、大阪地裁民事二部で原爆症認定集団訴訟の口頭弁論が開かれ、郷地さんは原告側の証人として法廷に立った。

この日の一〇〇七号法廷は支援の傍聴人で埋まっていた。私も片隅で傍聴した。

証人の人定を済ませ、郷地さんが宣誓書を読み終えると、裁判長は「椅子に座っても結構です」と伝えた。証言席の郷地さんは毅然《きぜん》として言った。

「座ると気合いが入らないので、このまま立たせてもらいます」

原告の一人で十四歳のときに広島で被爆した男性は、火傷瘢痕《はんこん》（ケロイド）を原爆症として認定の申請をしたが、厚生労働省は皮膚が快復するときに盛り上がってできた肥厚性瘢痕とみられると主張し、原爆放射線の影響を否定していた。郷地さんは法廷に響き渡る強い声で述べた。

「爆心地から一・七キロの校庭で被爆しているので、大量の放射線を浴びているはずです。左半身の皮膚がなくなるほど、体の広範に火傷を負ったうえ、放射線急性障害とみられる症状に苦しめられました。翌年の春になってもまだ火傷部分の化膿《かのう》が続き、治療には長い時間を要しています」

続いて郷地さんは「危険な状態を乗り越えて、よく助かったと思います」としみじみと口にした。

　郷地さんが怒りをにじませたのは、原告のケロイドは放射線の影響というより衛生状態に起因している、と国側の代理である弁護士が主張したことへの反論だった。

「アメリカは占領時、日本の医師が被爆者の研究をするのを、かぎられた協力者を除いて禁止しました。多くの医師はケロイドの原因を究明して、患者の治療に当たりたいと願っていただけに、悔しい思いをしたのです」

　このあと郷地さんは、広島大学医学部教授（当時）のエピソードを法廷で披瀝する。

「ケロイドを研究しないと、何ともならない」と東大の先輩教授に相談したら、「何を言うんだ」と語気を荒げて、こう諭されたという。「ろくなことにはならないから、ケロイドには手を出さないほうがよい」

　そう述べてから郷地さんは、証言席で、ぐいっと右手を握り締めた。

「アメリカは被爆者を対象に多くの研究をしてきたが、ケロイド研究はゼロといっていいほどです。放射線が人体に与える影響についての書籍にしても、もともと日本人はケロイドが生じやすかったうえに栄養状態が悪かったからだと、そう書いてあるだけです。原爆放射線による悲惨な実態を隠すためだったとしか、私には考えられません」

郷地さんは批判の矛先を、国の被爆者医療の取り組みへと向けた。

「原爆ケロイドが当時の栄養や衛生の状態に起因しているなどと主張するのは、被爆者、そして真摯な態度で被爆者治療に取り組んできた医師に対する、不当な冒瀆《ぼうとく》というしかありません」

そう指弾してから、郷地さんは結んだ。

「原告の症状は、原爆ケロイドのすべてを備えた、放射線障害です」

傍聴席の支援者が、一斉に大きくうなずいた。

二〇一五年一月三十日、大阪地裁で原告敗訴の判決が出された。放射線の起因性は認められるが「要医療性は認められない」との判断だった。原爆症の認定申請以降に治療の事実がないというのが、その主たる理由だが、弁護団は報告会で判決を厳しく批判した。

「身体には重度の後遺障害が残り、普通の食事さえ困難になっており、医師からの指導と薬と奥さんの支えによってかろうじて食生活を維持されていた。これほどの厳しい現実が否定されていいはずがない」

郷地さんは憤懣《ふんまん》やるかたない表情だった。そもそも高齢化した被爆者が裁判に訴えざるを得ない現状に、被爆国の姿勢が問われている。

真実は、被爆者の体験談と身体にある

東神戸診療所の応接室で、所長の郷地秀夫さんと向かい合ったとき、こう話された。

「私は、原爆症に苦しむ被爆者を診ながら、あなたの病気の原因は原爆放射線によるものだとは言えませんと告げて、落胆させてきました」

原爆症認定集団訴訟の法廷で、認定を認めない国の主張を論理的に突き崩す臨床医とは、まるで別人のように見えた。

「原爆放射線の被曝線量を過小に評価し、だから放射線障害も過小に論じた研究を、私は信じていました」

そう明かす郷地さんが、被曝医療の「教科書」にしたのは、原爆投下直後に米軍が設置したABCC（原爆傷害調査委員会）と、この機関を一九七五年から日米共同運営にした放影研（放射線影響研究所）の研究だという。

「ABCCは原子力を推進していくうえで、不都合な情報を排除し、原爆放射線の危険性を低く評価してきたと思います。また放影研については、内部被曝に起因する残留放射線

のデータが不確実ではないでしょうか」

つづいて郷地さんは、率直なところを語った。

「しかし私は当初、この研究機関が提示した知識によって被爆者の症状を判断してきました。原爆を体験してきた被爆者が話す体験談と身体にこそ、被爆の実相と真実があるのだと後に気づいてから、生涯をかけて過ちを償う決意をしました。法廷で証言しているのも、そういうことなのです」

郷地さんは原爆症認定集団訴訟の支援活動に参加するなかで、次の「五つの原爆症像」のあることに気づいたという。

①米軍の原爆症＝ＡＢＣＣによる原爆の威力評価。

②行政の政治的原爆症＝多重障害の原爆症を放射線起因性に特化して判断。

③司法上の原爆症＝原爆症認定集団訴訟のなかで示された認定制度の不備。

④医師の考える原爆症＝被爆者を支援している医師の見方。

⑤被爆の実相としての原爆症＝被爆者自身の体験。

郷地さんは、⑤が①から④を包括して「一つの原爆症像」になったとき「原爆症が社会に理解されるはずです」と強調して、こう述べる。

「私は、政治権力によってつくり出された原爆症の概念に毒されていました。医学者や科学者の考え方とは関係なく、その背景の力によって、真実がゆがめられてしまうこともあるのです」

郷地さんは著書『「原爆症」――罪なき人の灯を継いで』で明言している。

〈政府はエイズ訴訟やハンセン病の訴訟では、敗訴が決まるとすぐに控訴を断念し、謝罪した。しかし、なぜ国は原爆訴訟では控訴したのであろう。アメリカに対する気遣いもあるだろう。しかし、私は国に控訴させた一つの大きな要因は、国民の『原爆症』に対する無理解と誤解にあるのだと思う。（中略）裁判判決を実効あるものにするには、国民の理解と合意が欠かせないのだ。被爆国の日本の国民として、被爆の実相を知ることは義務であり、責任であるといえば言い過ぎであろうか？　原爆被害を葬り去るもの、それは誰でもない、被爆国・日本の国民、あなた方一人一人の意識に他ならない。とにもかくにも、今、原爆被害の実相の一片でも、医療の立場から明らかにすることは私に課せられた責務であり、それは急務なのだ〉

郷地さんの言葉は被爆国として、核廃絶を推し進める主役は誰であるかを、私たちに問いかけている。

医師や科学者の倫理的あり方を問う

滋賀県大津市で二〇一六年八月に開かれた日本社会医学会で、郷地さんは「原爆症認定訴訟における医師・科学者の倫理的あり方と政治的関与」と題して発表した。やむにやまれぬ気持ちから演壇に立ったのである。

「原爆症認定とは、国が被爆者の傷病が原爆に起因していると認定することです。被爆者が自分の傷病を原爆症に認定するよう、裁判に訴える原爆症認定訴訟が長年にわたって闘われてきました。二〇〇〇年に国は十二年越しの訴訟が最高裁で敗訴したことから、翌年に認定基準を医師、医学者、関連科学者の協力で作成しています。しかし、その基準が厳しすぎるということで、被爆者団体・日本原水爆被害者団体協議会（被団協）が呼びかけ、二〇〇三年から全国で集団裁判が始まりました。国は、その裁判対策にも専門家の協力を得てきました。

それでも、これまでのほとんどの裁判で、国は敗訴を続けています。しかし二〇一五年に入り、国の勝訴判決も見られるようになってきたのです。その要因の大きな一つに、医師や医学者や関連科学者、すなわち専門家たちが裁判所に直接、意見書を提出したり、また被告である国側の証人に立ち、原告の放射線起因性を否定する証言をし始めたことがあげられます。国（被告）の強い要請を受けてのことだと考えられるのですが、どうして、専門家たちが門外漢である裁判に積極的に関わりだしたのであろうか？　その背景にある問題を検討してみました」

郷地さんは、認定基準や裁判に関係する専門家の研究論文や意見書を検討した。郷地さんによると三期に分類されるといい、次のように分析している。

〈第一期　一九九七〜二〇〇〇年。この時期、三つの裁判が闘われており、その中で認定判定基準の不明瞭さが問題となっていた。検討した四つの論文は、裁判資料や認定基準作りの資料となる「寄与リスク」に関する論文で、いずれも、厚生科学特別研究事業の行政政策研究分野の研究として、研究補助金が一編五〇〇万〜二〇〇〇万円（総額四〇〇〇万円）支払われている。この資料を元に、国はこれまでよりさらに厳しい審査基準を作った。

第二期　二〇〇三～二〇〇九年。裁判対策用資料としての「諸疾患と放射線起因性のレビュー論文」など十編を検討した。二〇〇三年から被団協の集団訴訟が全国で始まり、国は、反論資料となる総論版と疾患別の各論版の研究論文を専門家に求めた。「原子爆弾の放射線に関する研究」では、裁判の落としどころが模索され、各論版では、各種疾病と放射線の関連レビューが求められ、原告被爆者に不利な研究報告が集められた。

第三期　二〇一四～二〇一六年。裁判所に直接提出された国側を擁護する総論および原告各論の意見書七編を検討した。民主党政権時代には途絶えていた委託研究は、第二次安倍政権下で専門家による政府支援で復活した。しかも、これまでの「後方部隊」から「前線部隊」になり、単に参考となる資料論文を書くだけでなく、国の敗訴判決に、直接、裁判所に異議を申し立てる意見書の提出や国側の証人として証言している。二〇一四年の「原子爆弾による放射線被曝と健康影響に関する意見書」は、医師や医学者三十五人の連名で裁判所に提出された。これまでの判決が、放射線障害の国際的共通認識とずれていると指摘したものだった〉

郷地さんは論文の筆者を遡上《そじょう》にあげて、そのように分析した。検討を加えたうえで、苦言を呈する。

「政府の要請に応える医師、医学者、研究者が急激に増えてきました。本来、患者や被爆者の人権を守る立場から、政府の利益を守る立場になっています。被爆者の診察に携わっている医師の立場から、私は見逃すことができないのです」

裁判所が内部被曝の重大性を指摘

ＪＲ豊肥本線の南熊本駅で下りて、近くの「平和クリニック」（熊本市中央区）を訪ねた。社会医療法人芳和会くわみず病院付属のクリニックで、「平和」の文字が示すように被爆者の診療や健康相談のほかに原爆症認定集団訴訟を支援している。

院長の牟田《むた》喜雄さんが主導した「二〇〇四年くまもと被爆者健康調査」では、被爆者と非被爆者の六十年間にわたる病歴を比較した。牟田さんはこう語る。

「原爆症認定基準の欠陥は非被爆者との対照がないことです。低線量被爆者と比較した疫学調査は被爆者同士の比較なので、被爆の影響を過小評価していると言わざるを得ません。そこで独自の調査が必要だと考えたのです」

調査対象は熊本県内在住の五十八歳以上の被爆者二百七十八人（男性百六十二人、女性百十六人）と非被爆者五百三十人（男性二百九十八人、女性二百三十二人）だった。二〇〇四年六月から一年間かけて、医師やボランティアら延べ八百四十八人が面談による聞き取り調査に参加した。水俣病訴訟の「一〇〇〇人検診」などの大規模調査に学んだ。

注目されるのは、被爆者と非被爆者の年齢をプラスマイナス三歳以内として、二百七十八組のペアを組んだことだろう。

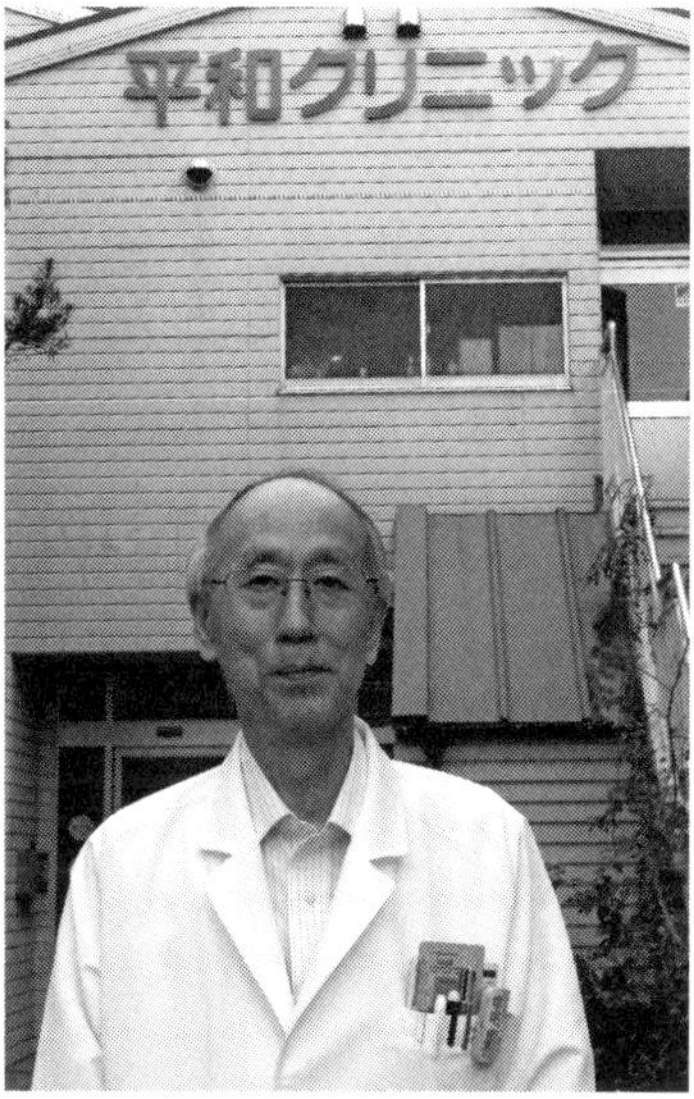

牟田喜雄医師

このペアを比較した結果、大腸がん、胃がん、肺がんなどの悪性腫瘍の発症は被爆者が非被爆者に比べて多くみられた。爆心地から「二キロ以上離れた遠距離被爆者や入市被爆者」についても、非被爆者の対照群に比べて、悪性腫瘍の発症者が二倍と多かった。多重がんは非被爆者に一人みられたが、被爆者では七人も発症していた。

悪性腫瘍以外の疾患についても、白血病、肝機能障害、貧血、糖尿病、脳内出血、心臓血管系疾患、白内障、帯状疱疹《ほうしん》などなどが被爆者に多く認められた。特に帯状疱疹は被爆者全員の男性、女性、男女計でも多く、牟田さんはこう解説する。

「帯状疱疹は、血液疾患、癌や免疫状態が低下するなどの誘因により、神経節に潜伏していたウイルスの再活性化が起こり発症するとされており、被爆者は非被爆者に比して免疫能が低下する機会が多いことを示唆しています」

さらに牟田さんは次のように指摘する。

「被爆者の高齢化に伴い、悪性腫瘍の発症が増加したと考えられます。高齢化に伴う悪性腫瘍などの発症増加で統計学的な被曝影響の有意差が明らかになっていくので、最新のデータを反映した疫学調査が求められます。実際に、二〇一〇年にイギリスの医学雑誌に掲載された疫学調査（解説記事：清水由紀子 RERF Update Volume 21, Issue2 2010）では、最新のデータを反映して、原爆放射線被曝が脳卒中と心疾患のいずれのリスクも上昇させることが明らかになったと報告されています」

また遠距離被爆者や入市被爆者にも、放射線の急性症状や後障害も認められた。その一例が、爆心地から四・五キロ離れた海上での被爆である。当時、十五歳の男性は学徒動員により「ダンベ船」と呼ばれた渡船で資材を運んでいた。遮蔽《しゃへい》物のない海上で被爆し、下《か》腿《たい》に熱傷を負った。その後に爆心地付近に入市したことで、下痢や発熱そして脱毛などの急性症状が疑われる症状に見舞われ、後に甲状腺機能低下症と前立腺がんを発症した。

牟田さんは『社会医学研究　第二四号』に、「原爆被爆後の健康障害についての聞き取り調査（非被爆者との比較）」として、「二〇〇四年くまもと被爆者健康調査」について発表した。骨子は次の通りである。

〈遠距離・入市被爆者の急性症状　二キロ以遠被爆または入市被爆の六五％の者が何らかの急性症状を示唆する症状があったと回答している。多かった症状は、ひどいだるさ、下痢、食欲が出なかった、吐き気、発熱。脱毛があったのは一二・七％だった。これらの症状の多くは、被爆による急性症状と推定される。また、一・九キロ以内の被爆者は七一％と高い発症率を示しており、このことは被爆による症状であることを推察させる。

現在の原爆症認定基準が採用している被爆線量推定方式「ＤＳ86」（ネバダ砂漠での核実験をもとにして推計）では、二キロでの被爆の場合、広島で〇・〇七グレイ、長崎で〇・一三グレイと低線量となり、このような遠距離ないし入市被爆者における急性症状の発見を説明できず、残留放射線による被爆の影響を考慮せざるを得ない。

悪性腫瘍の発症年　被爆者全員のうち五一名に五九件の悪性腫瘍が認められ、一九九一年以降では四一名に四七件の発症（五九件の七九・七％）が、一九九九年以降では二七名に二九件の発症（五九件の四九・二％）が認められた。二キロ以遠の遠距離での被爆者または入市被爆のみの被爆者群の男女計について、非被爆者に比して発症者が二倍多く、統計学的に有意であった。入市被爆のみの男女計でも、悪性腫瘍の発症者が多かった。

内部被曝の重大性　二キロ以遠での遠距離被爆では直接被爆線量は小さいと考えられるので、遠距離被爆者や入市被爆者に被爆によると推定される後障害を説明するためには、初期放射線による直接被爆のほかに残留放射線による外部・内部被曝を考えなければならない。特に、内部被曝のα線およびβ線は線量が小さく測定が困難であるが、α線やβ線を放出する放射性微粒子がその周辺組織に与える線量は大きく、しかも長時間にわたる被曝となり、被曝の影響は大きいと考えられる〉

牟田さんは被爆者の後障害は、内部被曝を含めた残留放射線の影響を無視しては説明できない、と強調した。

そして二〇〇七年七月、熊本地裁は原爆症の集団認定訴訟で内部被曝に言及する。『毎

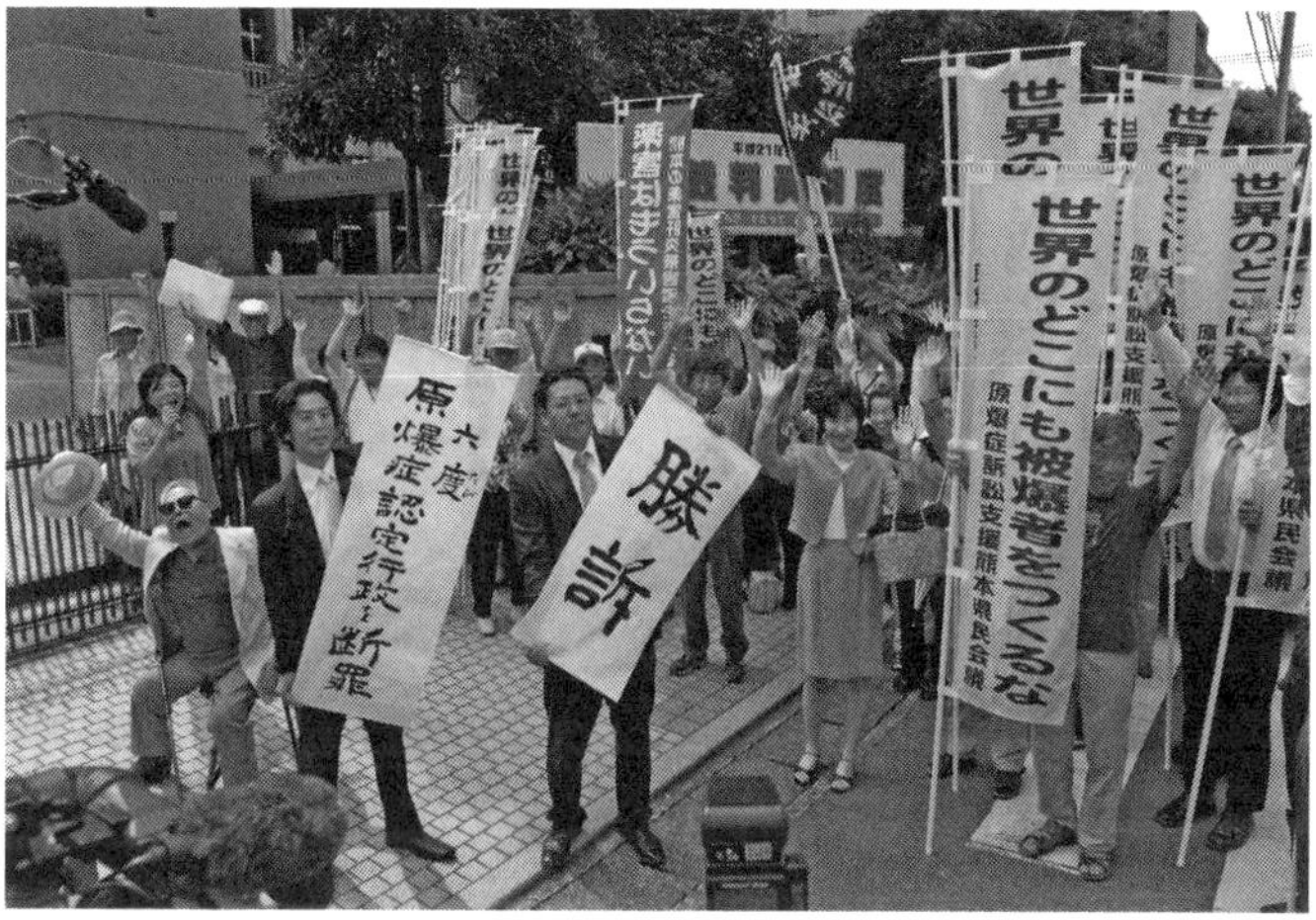
勝訴
世界のどこにも被爆者をつくるな
原爆症訴訟支援熊本県民会議

熊本地裁で勝訴の判決（2007 年 7 月 30 日）

日新聞』から引きたい。

〈熊本地裁は三十日、原告のうち一九人の却下処分取り消しを命じた。石井浩裁判長は「(国)の」現在の認定基準は爆心から一・三キロ以上の放射線量が過小評価されている可能性があり、内部被ばくを考慮していない〉などと指摘。(中略)判決は、現行認定基準の前提と成る「原因確立」は「個人のリスクを的確に表すものでなく、低いから却下するのは問題」と批判。現在、国が原爆症と認めていない病気なども各原告の被害状況やその後の行動、発病状況などを総合的に判断してより広く検討すべきだと指摘。また、残留放射能による被ばくも「考慮すべきだ」とした〉

(二〇〇七年七月三十日付夕刊)

残留放射線による内部被曝の影響が考慮されていないのは、相当とはいえない――。牟田さんらによる「くまもと被爆者健康調査」が指摘した内部被曝の重大性は、熊本地裁の判決によって認められた。被爆者と非被爆者の証言は、それほど重かったのである。

水爆実験場のマーシャル諸島で診察

米国や旧ソ連が水爆実験を始めたとき、水素爆弾は核分裂ではなく核融合のエネルギーを利用するので放射性物質をほとんど発生しない、だから「クリーンな爆弾」だと喧伝された。しかし米軍が一九五四年三月一日に太平洋中部のマーシャル諸島・ビキニ環礁で行った水爆実験では、「死の灰」が多量に降り注いだ。

この最大の水爆実験で、静岡県焼津市のマグロ漁船「第五福竜丸」(乗組員二十三人)が被災し、無線長は急性放射線症で死亡した。周辺の海域で操業していた高知県などの漁船も多数が被災している。

実は米軍は、水素を核融合させるために原爆を利用していた。

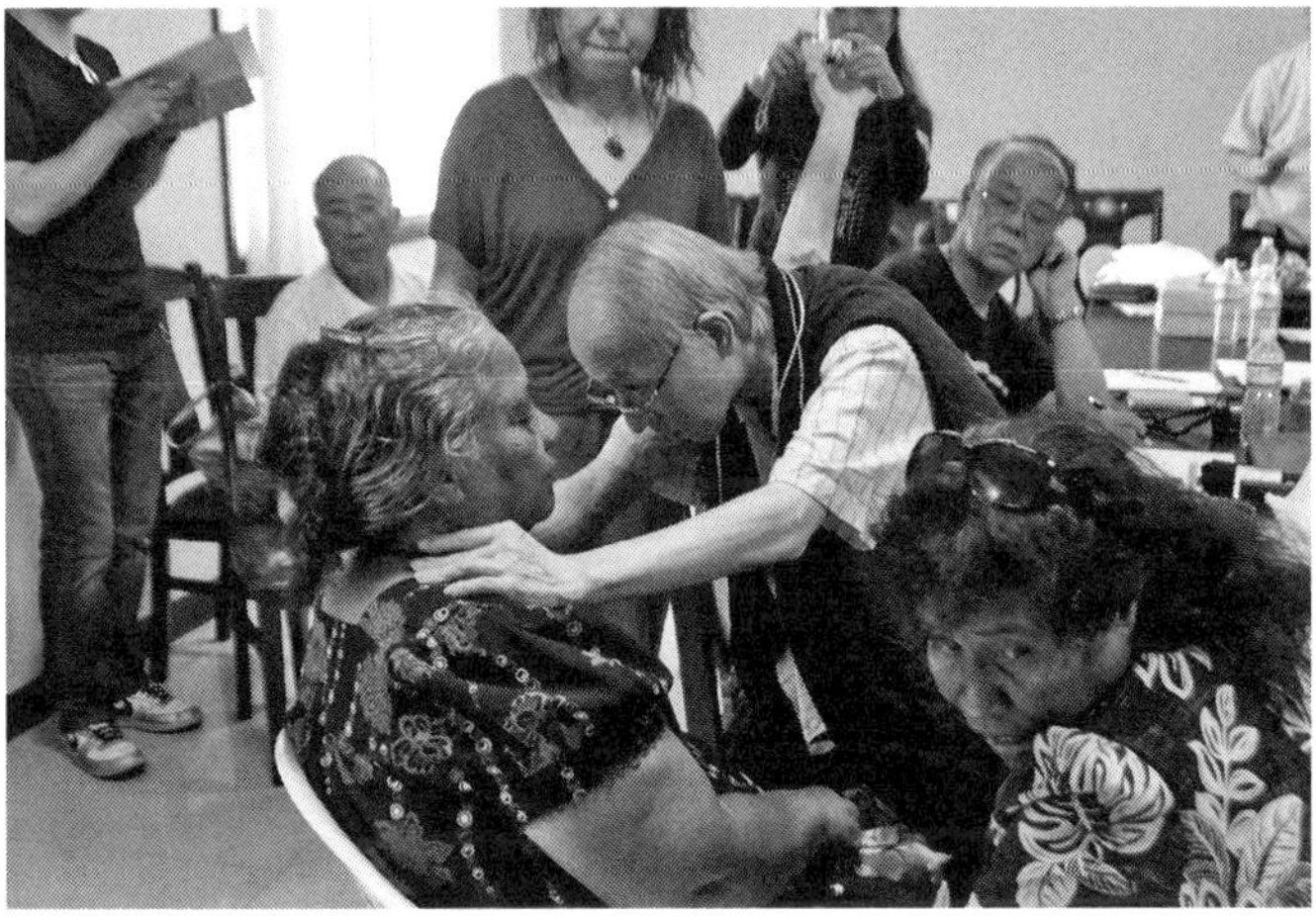

マーシャル諸島での住民検診

水素爆発はセ氏一億度もの高熱が必要で、この高熱発生装置として原爆が使われた。米軍は一九四六年から一九五八年の間に、マーシャル諸島で六十七回もの核実験を強行した。最大の被害を受けたのがロンゲラップ環礁の住民で、今も放射線障害に苦しめられている。

牟田さんは二〇一三年一月、原水爆禁止日本協議会（原水協）の「ロンゲラップ島民支援代表団」に参加して、現地で四十五人から聞き取り調査と診察を行った。一九五四年の水爆実験で一次被曝した十一人（男性一人、女性十人）については、七人が甲状腺がんの手術を受けており、他の二人も甲状腺機能低下症の薬を服用していた。

「死の灰」を体中に浴びた直後から、嘔吐や脱毛を訴える人たちが出始めたといい、放射線による急性症状とみられた。牟田さんは「放射性ヨウ素などによる内部、外部被曝の影響が大きかったと思われます」と説明する。

被曝後、島民はいったん避難したが、米国が一九五七年に安全宣言を出したことで、一部の住民は帰島して一九八五年まで滞在していた。この間に、残留放射線による影響を受けたとみられる。

牟田さんは、こうした二次被曝者の二十六人（男性八人、女性十八人）を診察した。三人が甲状腺がん、七人が甲状腺機能低下症とみられ、一人が乳がん（甲状腺機能低下症も併発）、他の一人は左右の乳房にしこりを認めた。十八人の女性のうち十二人が流産や死産を経験していた。

さらに、帰島してから咳が止まらず発育の悪い息子が二十四歳で死亡、乳児の頭が異常に大きくなり、九カ月で死亡、十四歳の娘が白血病で亡くなった……といった死亡事例が相次いだ。このため住民は一九八五年、再び離島を余儀なくされている。

現在、ロンゲラップ島の空間線量は低くなったものの除染は居住区に限られた。このため除染されていない島から採取したローカルフードを食べて、内部被曝を引き起こすのではないか、との懸念があった。牟田さんは現地の区民集会で、心配される内部被曝につい

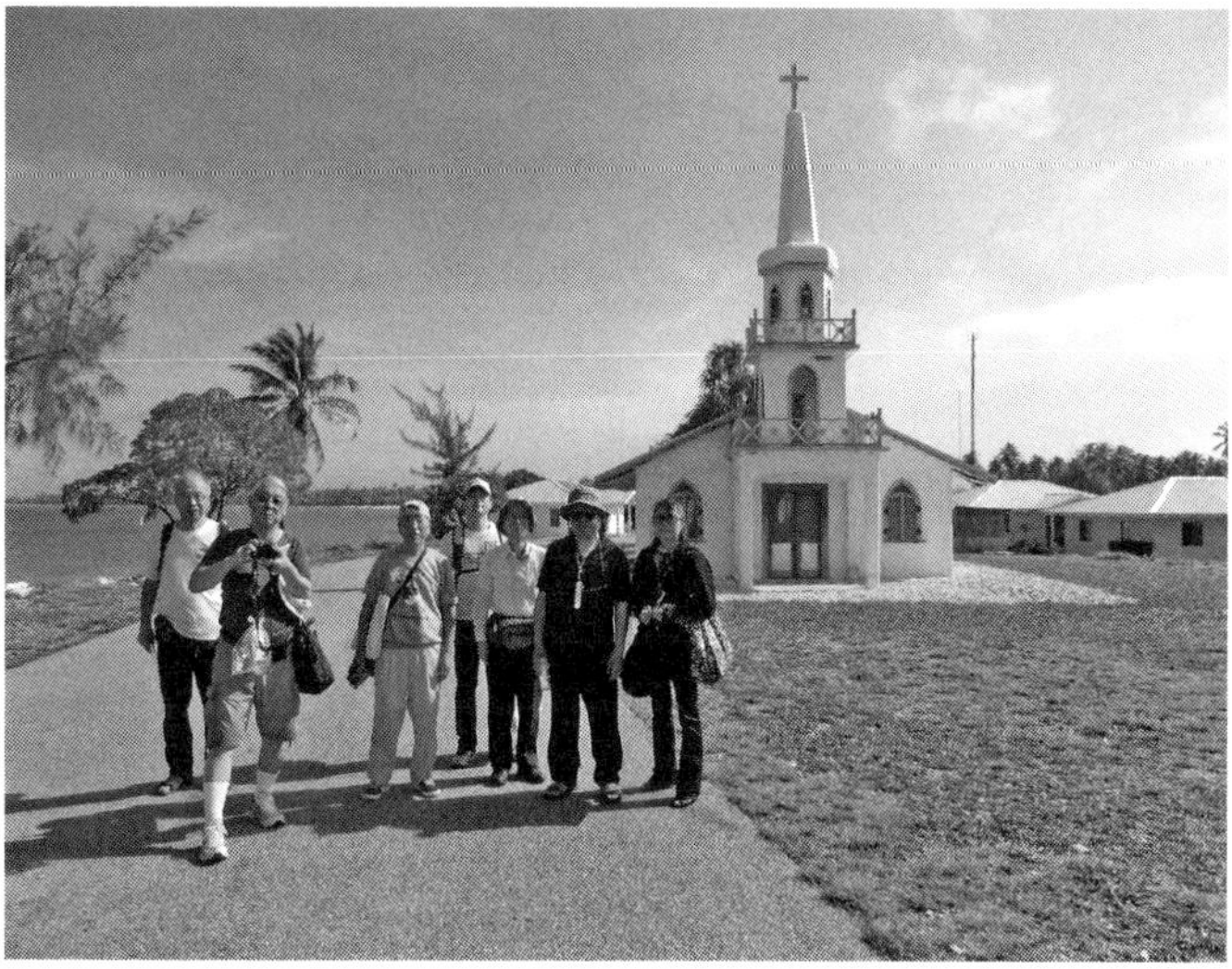

ロンゲラップ島教会前にて訪問団

て説明した。当時を振り返って、牟田さんは「食品の線量を測定する体制が必要だと痛感しました。汚染の状況や健康被害に関する情報の公開は必要ですが、十分になされていないようです」と語った。

なお牟田さんは、ロンゲラップ島民支援代表団報告集『安全な島に帰りたい』に、次の一文を寄せている。

〈アメリカは核実験による汚染地域を、ビキニ、エニウエトク、ロンゲラップ、ウトリック の四環礁しか認めていないが、アイルック環礁なども含め、マーシャル諸島の広い範囲にわたって放射能汚染があったことが推定されており、今後も癌や甲状腺機能低下症などの早期発見、早期治療体制の整備が重要であろうと思われる。（中略）甲状腺の手術を受けていても、癌だったのかきちんと説明を聞いていない事例が少なからず見受けられた。アメリカＤＯＥ（エネルギー省）の医療チームは、被曝者の定期検診、治療を行っているのだから、もっときちんと患者についての情報を被曝者に返すようにしていく必要があるのではないかと感じた。（中略）

マーシャル諸島共和国大統領補佐官との懇談でも、核実験による汚染の状況や健康障害についての全ての情報をアメリカが持っているが、それが十分に公開されていないのが問題だと指摘していた。このことがマーシャルの人たちのアメリカへの不信につながっているのではないか。核に関する情報を軍事機密として隠蔽する姿勢は、核兵器廃絶に関連する問題として克服されねばならない。マーシャルと日本の共通する課題ではないだろうか〉

また牟田さんは『福竜丸だより』（二〇一三年、五・六月号）で「マーシャル訪問――ロンゲラップの被曝者を診て」で、こう書き留めた。

〈ロンゲラップでの被曝当時の状況は、朝食の準備をしている頃に光と爆発音を感じ、午後になって白い粉が降ってきて体中浴び、その直後から吐き気、嘔吐を認め、皮膚はやりどをし、頭髪の脱毛を認めたというもので、被曝による急性症状と考えられました。（中略）安全な島に帰りたいとの住民の願いを実現するために、ロンゲラップ以外の島も含めた十分な除染と正当な補償が必要だと思いました。長年にわたる被曝による健康障害、生活や文化の破壊、これらは原発事故でも同様です。核兵器廃絶、原発をやめて自然エネルギーへの転換をめざさなければとの思いを強くしました〉

住民が受けた「核の傷」が隠蔽《いんぺい》されたり、あるいは過小評価されてはならない。広島、長崎、ビキニの教訓である。

ところで米軍は、お膝元のアメリカ本土でも、核実験による桁違いの健康被害を出していたことがわかった。二〇一七年十二月、『毎日新聞』は〈核実験　最大五〇万人死亡　従来推計の九倍　米本土で健康被害〉の見出しで報じた。

〈米軍が戦後、米本土で実施した核実験の放射性降下物により、従来の分析より三四万～四六万人も多い人が健康被害で死亡していたと、このほどアリゾナ大学のキース・メイヤー氏（環境経済学）が分析結果を発表した。汚染された牧草を食べた牛の乳などの乳製品を摂取した人や、地域を中西部から北東部にも調査範囲を広げたことで、従来の推定結果より被害者数が七〜九倍多くなった。これまでの調査では実験に参加した兵士や周辺住民など五万人が健康被害を受けたとして、米政府から二〇億ドルの賠償金を受け取っている。

メイヤー氏は、一九八六年に旧ソ連のチェルノブイリで起きた原発事故の約一五〇倍に当たる放射性降下物が風により運ばれ全米に降り注いだと指摘、乳製品などの摂取により米本土に健康被害が広がったとしている。米国は四五年七月に西部ニューメキシコ州で初の核実験を大気圏内で実施した。その後はビキニ環礁など南太平洋のマーシャル諸島で核実験を続けた。しかし、ソ連が四九年に初めて核実験をしたことを受け、六三年に部分的核実験禁止条約が発効するまで、西部ネバダ州などで大気圏内核実験を約一〇〇回実施した〉

（二〇一七年十二月二十八日付夕刊）

牟田さんの指摘する内部被曝の影響がいかに大きいか、そのことを如実に示す調査結果だった。「核の傷」は核保有国内でも顕著に見られたのである。

劣化ウラン弾の被害を法廷で陳述

広島と長崎の被爆者のなかには、学徒動員で軍需工場や建物疎開作業に駆り出されて原爆に遭った十代の若者が少なくない。三十五年間にわたって地域診療を続け、約二百人の被爆者を診てきた牟田喜雄さんは、しみじみと語る。

「軍人ではなく一般市民として、あるいは学徒動員により長崎で被爆した方を診察し、会話を交わすたびに、戦争は悲惨きわまる不幸をもたらすと痛感しました。戦争の被害者である被爆者は、がんなどに侵され、苦しい闘病生活の末に亡くなっています」

たとえば長崎で十五歳のときに被爆した男性は、胃がん、膀胱《ぼうこう》がん、前立腺がんに侵されて長い闘病生活を強いられた。被爆時、十四歳の女性は両親と弟を亡くし、親戚を頼って熊本に来たが耐え難いほどの苦労をしたという。十七歳だった男性は全身に突き刺さったガラス片の摘出手術を繰り返し、胃がんのため七十二年の生涯を終えた。

牟田さんは「戦争被害による病気と向き合った体験」から護憲と反戦を掲げて二〇〇四年十一月、「自衛隊イラク派兵違憲訴訟の会・熊本」の共同代表に就いた。その理由について、こう説明する。

「劣化ウラン弾という放射性物質を使った兵器によって、イラクでは子どもから大人まで大勢の市民が放射線被害を受けていました。劣化ウラン弾の微粒子を吸入したり、微粒子で汚染された飲食物を摂取することにより内部被曝を受けます。その結果、がんや白血病を発症する原因となる。放射線障害で苦しむ被爆者を診てきた私としては、劣化ウラン弾をまき散らした米軍と一体になって自衛隊が行動するのは許し難いのです。被爆国の政府はこれでいいのか、という憤りもありました」

熊本地裁で二〇〇七年十一月、牟田さんの意見陳述があった。イラク人の医師から得たデータを示して、牟田さんは次のように述べた。陳述書から抜粋したい。

〈陸上自衛隊が駐留していたサマワを含め、イラク南部が特に劣化ウラン弾による汚染がひどい地域だということでした。医師の一人であるアル・アリ医師が勤務している病院では、がん患者の死亡者数は、一九八八年には三十四人だったのが、二〇〇三年には六百五十人を超え、湾岸戦争、イラク戦争後二十倍近くにまで増えているとのことでした。また、バスラでは五歳以下の子どもに、がんや白血病が一九九五年以降急増しています。（中略）

先天性奇形の出産数も急増しています。無脳症や多発性先天奇形、四肢欠損の出産数は一九八八年には十人だったのが、二〇〇一年には三百六十六人に増えています〉

牟田さんは「自衛隊派遣は憲法違反の軍事行動です」と断じてから、強く言い切った。
「劣化ウラン弾使用によるがんなどの疾患の多発も含めて、無辜《むこ》のイラク国民の殺傷に加担することになるという事実は、私にとって耐え難い精神的苦痛です」

さらに牟田さんは、近い将来への懸念を法廷で陳述した。

〈また、日本が米英軍を支援することにより、日本が国際的なテロの標的とされる可能性が現実のものとなっており、いつ何時、この日本でも、スペインやイギリスで起きた地下鉄爆破テロのようなテロが起こる可能性は否定できません。そのために、私も含めた日本国民の平和的生存権が日常的に脅かされております〉

「核の傷」は原水爆にかぎらないことを法廷で指摘した牟田さんは、この国の現状を見据えて、平和的生存権の危機を訴えたのである。（ロンゲラップ島の写真などは牟田さん提供）

人類史上で最大のトラウマ

原爆放射線は被爆者を生涯にわたって苦しめる。非人道性が問われるゆえんだが、それは被爆者の体だけでなく心にまで及んでいる。

約三十年間、被爆者の心の傷を診てきた代々木病院（東京都渋谷区）の元副院長で精神科医の中澤正夫さんは、次のように解説する。

「被爆体験は人類史上、最大のトラウマ（精神的外傷）だと思います。そのことを示すのが記憶の欠損であり、感情麻痺《まひ》です。極限状況に陥ったとき、人は記憶や感情といった機能をフリーズさせるなどして本能的に自己防衛をします。異形の死体と対面したり、助けを求める声を聞き流さざるを得なかった被爆者のなかに、感情や記憶の障害がみられるのは、それほど過酷な体験だったのです」

さらに中澤さんは、次のように指摘する。

「生きていくために過酷な体験を棚上げしようとするのですが、それでもつらい体験が恐怖とともによみがえり、悪夢や不眠に悩まされる。ＰＴＳＤ（心的外傷後ストレス障害）

は大きな恐怖を伴う驚異的なできごと（大災害、地震、津波、大量虐殺、テロなど）に遭遇した人に起きる症状ですが、被爆者の場合は定義されたＰＴＳＤの概念ではおさまりされない、はみ出てしまうのです」

中澤さんの著書『ヒバクシャの心の傷を追って』によると、ＰＴＳＤの症状は次の通りである。

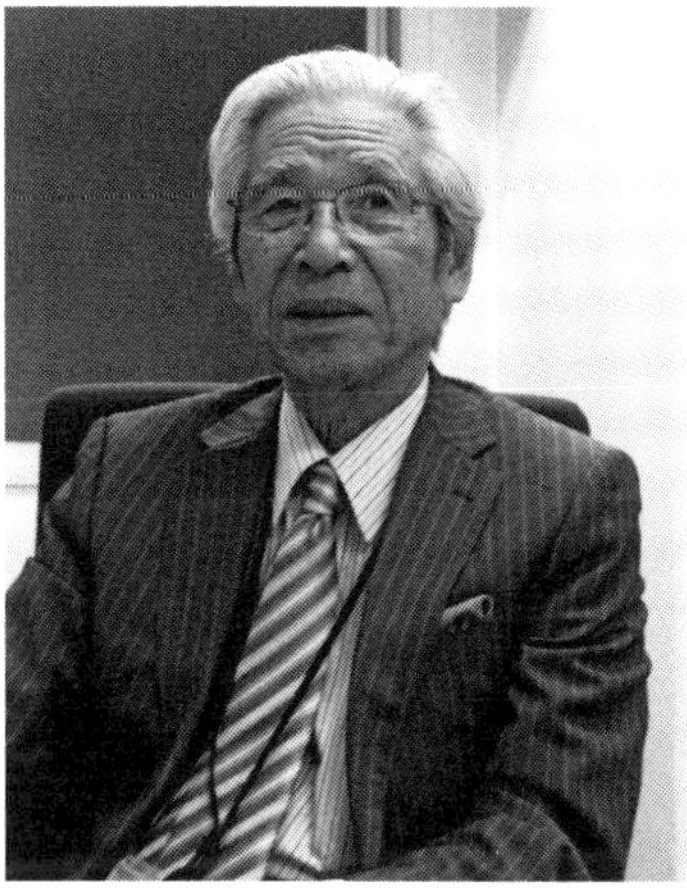
中澤正夫医師

〈①似たできごと、あるいは思い出させるようなキッカケに遭遇すると、そのときの体験がフラッシュバック（恐怖とともに再現）する。キッカケがなくとも幻覚や悪夢となって繰り返す。②そのため、思い出さないような生き方をする。思い出すような刺激を避けつづけ、自ら「無感動」、「情動の鈍化」につとめ、「他人から孤立的になり、周囲に無関心」を装う。③それにもかかわらず「覚醒の亢進《こうしん》状態」（刺激で揺れやすい、睡眠障害など）が続く〉

中澤さんは、本質は①にあるといい、②はそのための自我防衛で③は防衛しても露出してしまう症状である。被爆者の場合、被爆体験は一般的な恐怖を伴ったできごとと比較にならない史上最悪のものである——としてさらに次のように続けて記している。

〈……しかも、放射線障害が中心であったため、その日が（恐怖の）ピークで次第に薄れていくものではなかった。その日が恐怖、脅威のスタートであり、急性症状や後障害の発症というトラウマに追われ続け、フラッシュバックをさけようとする手立てや生活ぶりがほとんど役に立っていないといえる。こういうメカニズム（消えない、次々と心的外傷が加重する）をもった脅威的できごとは原爆体験以外にはない〉

ところが、原爆被害を精神医学的な面から迫った研究は乏しかった。中澤さんはその理由を三点あげて、『ヒバクシャの心の傷を追って』で次のように分析している。

第一に、当時の日本の精神医学研究は大脳組織解剖学的手法が主であったことによる。被爆によってどのような「心の障害」がもたらされたかに迫るに必要な、了解的精神病理学やストレス学などは一般化していなかった。第二に、原爆被害の調査団ＡＢＣＣ（原爆傷害調査委員会）にしても、わが国の調査団にしても、精神医学・心理学の部門をもたなかったことによる。『菊と刀』（ルース・ベネディクト著）まで用意した、アメリカの対日戦略の用意周到さを思うと何とも不審である。第三に、当時の研究者の関心が、被爆によって生じたかもしれない新しい精神病・病態に向いていたことによる。そのためか、被爆者にも一定の率で発病したであろう統合失調症や躁うつ病の研究が見当たらない。わずかに「統合失調症の発病率が、爆心地に近いほどやや多い」という報告（築城志郎ほか）があるのみである。大方の関心は「不定愁訴」を訴え続ける一群の被爆者に向けられた。その本体解明に向けられた研究が主流となる。この一群の被爆者の病態の解明不十分なまま、「これぞ原爆が生んだ特有な精神病」として「ぶらぶら病」という病名が、海外にも紹介されるようになった。このことが「心の障害」の解明を一層混乱させ遅らせたといえる。

そこで中澤さんは、被爆者の心の傷を立体的にとらえ直した。

ＰＴＳＤは多くの場合、時間の経過とともに回復するが、被爆者は外傷記憶が強烈なためちょっとした刺激（雷鳴、火花、肉の焼けるにおい等）で記憶が再現される。このとき瞬時に被爆当日に連れ戻されるという。

長崎市による二〇〇三年、被爆後五十八年目の調査（回収率もよく、悉皆《しっかい》調査に近い）では、爆心地の近くで被爆した当時十六歳以上の四〇パーセント以上が、フラッシュバック（引き戻らされ体験）を今なお経験している（正確には「IES-R　高得点」）。

被爆体験を思い出さないように努めても、衝撃に襲われることがある。差別や偏見を受けたり、縁談を断られた体験者は少なくない。また知己の被爆者が放射線後障害で亡くなったのを知ったときも「あの日」に引き戻される。自身の体調が悪いと「今度は自分が死ぬ番だ」と不安に駆られる。こうしたケースが、高齢化した被爆者のフラッシュバックのなかで最も多いという。

「被爆者はフラッシュバックのたびに、やっとできた心の傷の《かさぶた》を引きはがされ、さらに深い傷になっていくのです。こうして心の傷は、被爆した日から次第に軽くなるのではなく、むしろ螺旋《らせん》状に強くなっていく。原爆による爆風や熱線の被害はいかに激しくとも一過性です。しかし放射線による後障害は、後から後から押し寄せてくる。被爆者を一生追いかけてくるので、心の被害も癒えようがないのです」

そう語る中澤さんから、取材の折にいただいた講演会用の資料をあらためて読んだ。なんと被爆四十一年の一九八六年に書かれているのだが、被爆者に寄り添うヒューマンなタッチは今と変わらず、とても印象深い。その資料に次の記述が見られる。

〈最後に強調しておきたいことは、私たちの扱った「こころ」の病をもっている被爆者すべてに「からだ」の病（それも複数の）を合併していることです。このことも被爆者の「こころ」の病を理解するうえで大切な点です。（中略）老境に入ってきた被爆者の多くが、「自分が生きてきたことの意味」を見つけようと悩んでいます。〝あー生きてきてよかった〟と被爆者のだれしもが実感する状況とは何でしょうか⁉ それは「核兵器廃絶」の実現をこの目でみること以外にはないのではないでしょうか。核兵器廃絶の世界が実現し、人類が生き残ること、そのときはじめて被爆者の苦しみ多き人生は、「輝ける生」へと変わるといえましょう。被爆者はそこに自分の「生きた価値」をつかむでしょう。

これまで目を閉ざし、けっして自分の体験を語ろうとしなかった人の中からも、いま、大胆に、またオズオズと口を開く人がふえてきました。歴史の証人として人前で語り、あるいははじめてわが子へと語り伝えたり、ひそかに手記を残す人もふえています。被爆者の核兵器廃絶へむけての〝新たなる〟立ち上がりです。

被爆者が〝生きてきた価値〟を見だせるか否かは、彼等にかかっている問題ではなく、より多く私たち一人一人が負っている問題です。そのまま人類が直面している問題といえましょう〉

そして被爆七十三年の夏を迎えた。中澤さんは、強く訴えてやまない。

「災害や猟奇事件が起きるたび、心のケアが叫ばれます。そのたびに被爆者の心の傷も、治療や補償の対象になるべきだと思ってきました。今からでも遅くないので、国は被爆者の心の被害に目を向けてほしい。私たち国民も支援していくべきです」

原発編

第四章　多発する子どもたちの甲状腺がん

――チェルノブイリからフクシマへ――

萎縮していたチェルノブイリ小児の甲状腺

広島市南区を流れる猿猴《えんこう》川のそばに、甲状腺治療専門の武市クリニックがある。院長の武市宣雄さんは、東京電力福島第一原発事故が起きてから被災地の子どもたちに無償の検診を続けている。

「原爆による被爆者、原発事故によるチェルノブイリの子どもたちの甲状腺がんを診てきた広島の医師として、福島の被災者の力になりたいと思ったのです」

そう語る武市さんは一九四四年生まれで、広島市内で開業していた外科医の父親が、ケロイドなどに悩む被爆者の治療に専念する姿を見て育った。武市さんは「外科医として、被爆者の治療に当たるため、広大の原医研（原爆放射能医学研究所）に入ろうと決めました」と追懐する。いわば宿命的に、広島大学医学部に進んだ。原医研は、現在の原爆放射線医科学研究所である。

武市さんは甲状腺の外科医として原医研の助手、第二外科の講師を経て、一九九五年に武市クリニックを開院した。そして今、このクリニックを訪ねて福島や宮城や茨城などから原発事故に被災した人たちがやって来る。

福島県が原発事故当時に十八歳以下の県民約三十八万人を対象にして、二〇一一年十月から続けている甲状腺検査で異常がなかったものの、不安が消えないため武市さんの診察を仰ぐケースが少なくない。

武市さんによると――二〇一七年一月現在で、〇歳から六十六歳の四百五十七人の男女の甲状腺を検診した。福島県の居住者だった方で二百七人中の四人（一・九％）と福島県外二五〇人中の二人（〇・八％）の計六人が甲状腺がんだった。その中で被災時十八歳以下だった方は、福島県は百二十二人、福島県外は百四十六人で、そのうちの福島県の一人（男性）のみが甲状腺がんだった。事故当時十五歳だった。事故から五年後の二〇一六年、二十歳で甲状腺がん手術を行ったところ、この甲状腺内にチェルノブイリの小児でみられたような色々なサイズの乳頭がん病巣、線維化の強い硬化性の組織像、乳頭がんの構造を失った低分化

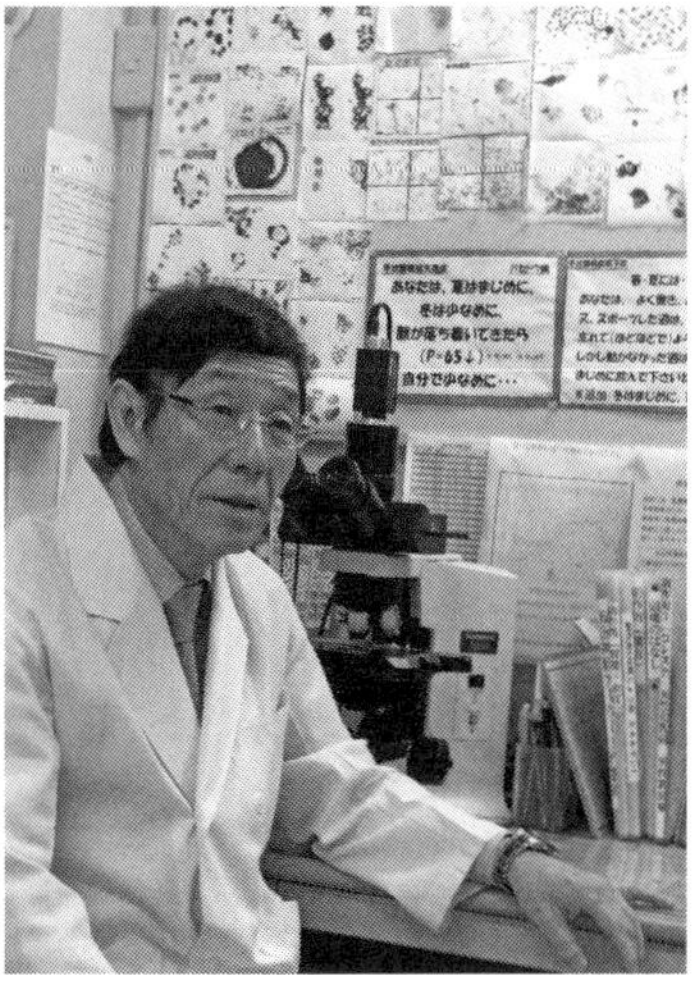
武市宣雄医師

型の無構造充実性病巣（低分化型乳頭がん）等を示すびまん性硬化型乳頭がん組織と共に、正常濾胞《ろほう》細胞の増殖巣も混在して見られた。

わずか一例なので、これが放射線の影響とは断定できないが、武市さんは「一例といえども大切なことがあり、無視してはいけない」と語る。その通りで、この一例が放射線が原因とみられる例証になる可能性は否定できない。

放射線の影響を受けやすいのは、細胞分裂の活発な子どもたちである。旧ソ連（現ウクライナ共和国）のチェルノブイリ原発事故（一九八六年四月）では、小児甲状腺がんの多発がみられた。十四歳以下では、年間百万人に一人程度の発症率という珍しい病気なのだが、たとえばウクライナの隣国ベラルーシ共和国では、原発事故の起きた一九八六年に二人、九〇年に二十九人、九二年に六十六人と増え、ピーク時の九五年には九十一人に達した。

甲状腺は喉仏の下にあるチョウ（蝶）の形をした小さな臓器で、ワカメや昆布に含まれる自然ヨウ素を材料にして、発育や新陳代謝に欠かせない甲状腺ホルモンをつくる。チェルノブイリ原発事故では、放射性ヨウ素を自然ヨウ素と区別することなく取りこんだ結果、小児甲状腺がんの急増をみた。放射性ヨウ素を主にミルクや野菜などを介して摂取し、その内部被曝により小児甲状腺がんを発症したのである。

武市さんはチェルノブイリ原発事故から五年後の一九九一年の夏、被災者を支援している広島県府中市の市民団体「ジュノーの会」の甲斐等代表から依頼された。

「チェルノブイリの周辺で、小児甲状腺がんが増えているようです。専門医として、この点を現地で確認していただけませんか」

このとき武市さんは広島大学医学部第二外科の甲状腺外科医で、講師に就いていた。小児甲状腺がんの多発について、武市さんは「半信半疑でした」と言ってから、当時を振り返った。

「というのも、原爆の被爆者に甲状腺がんの発症が見られるようになったのは、被爆十年が過ぎてからです。小児甲状腺がんの症例は、ほとんど報告されていません。もし小児甲状腺がんがチェルノブイリで出ていたら、早期発見による早期治療で子どもたちを救えるので、現地に行くことに決めました」

武市さんは一九九一年八月末から九月にかけて、十七日間ほどウクライナに滞在した。短い期間ながら寸暇《すんか》を惜しんで、甲状腺がんの疑われる子どもたちに次の診察を行った。

①甲状腺機能の状態　②触診で腫瘍の有無を確認　③穿刺《せんし》吸引細胞診（細い注射針を甲状腺に刺して細胞を採取し、がんの有無や悪性度を調べる）　④がんと診断した子どもの手術を依

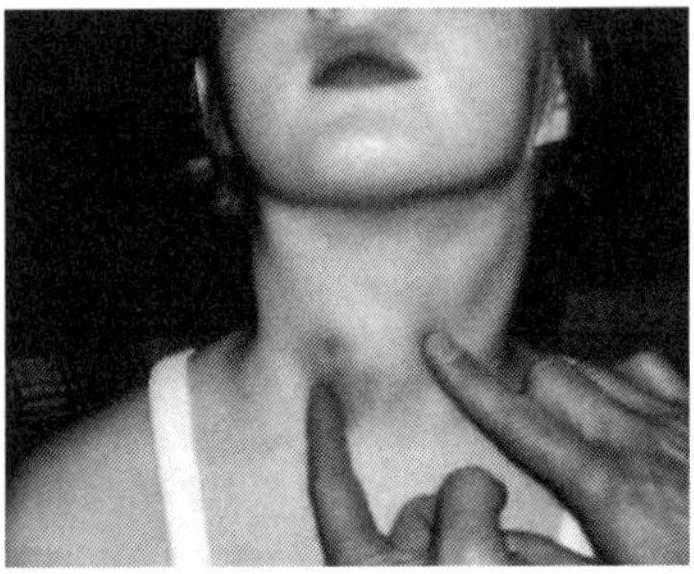
1992年、ウクライナにて

頼　⑤摘出した病理標本を診る。

原発から六十キロ離れた地区の病院では、四十人の子どもたちを診た。

「非常に驚きました」と言って武市さんは、触診に言及する。「小児の甲状腺は柔らかくて、普通は触診でふれることはほとんどないのですが、萎縮《いしゅく》して硬くなった症状の子が、十七人もいたのです」

広島の被爆者にみられた甲状腺がんは、その正常部が萎縮しているものは少なかった。なぜ、チェルノブイリの子どもたちの甲状腺は萎縮したのか、原爆とは違う何かが原発事故で起きたというのだろうか……。武市さんは考えこんだ。

ウクライナのキエフ小児科・産科・婦人科研究所のアンチプキン医師は、じっと武市さんの触診を見守っていたが、突然、身を乗り出して訊いてきた。

「カルテに書く病名を、教えてください」

催促された末に、武市さんは「硬化性甲状腺腫」と答えた。

武市さんは当時の驚きを、昨日のことのように思い出して話すのだった。

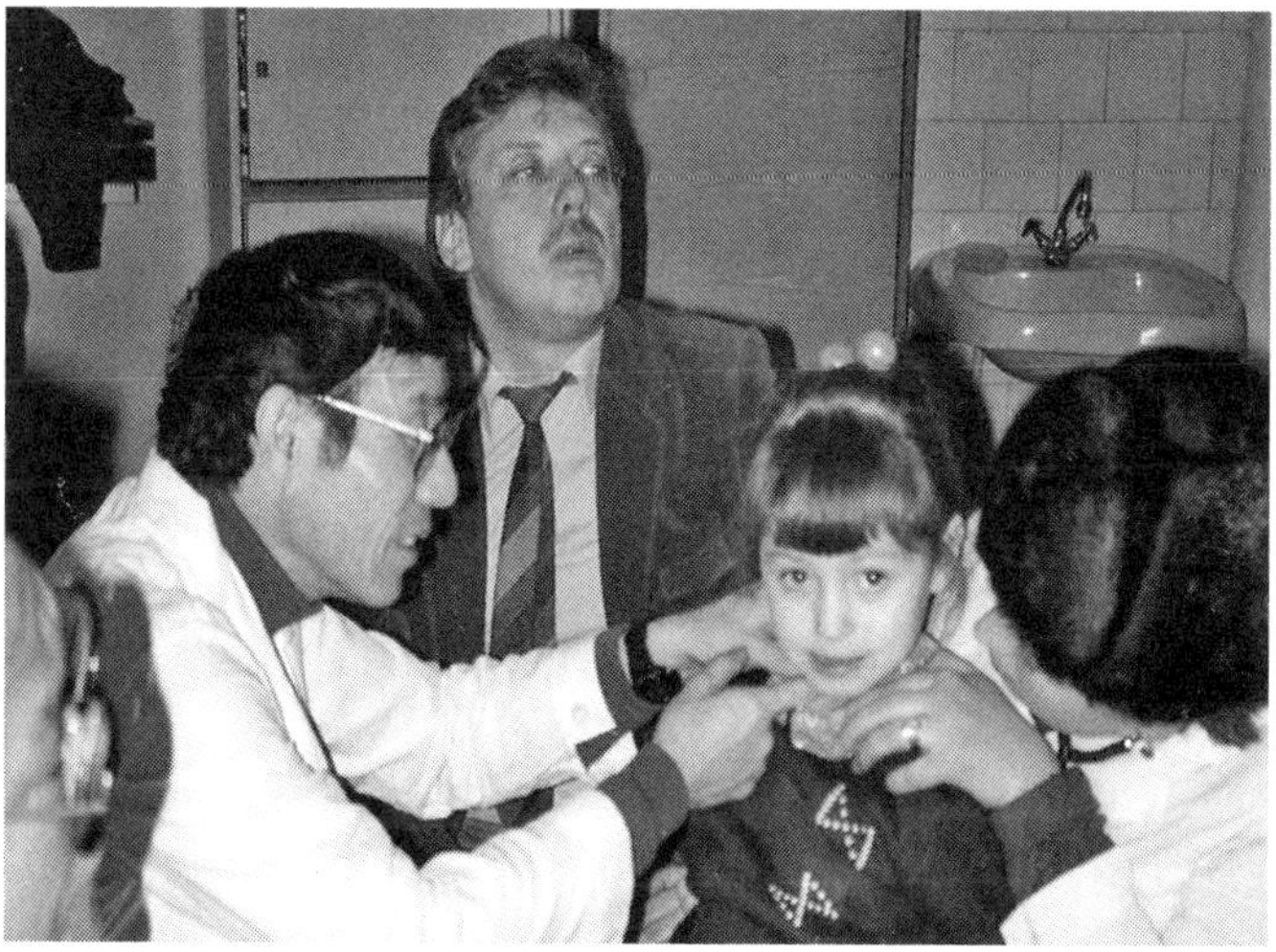

1991年8月、ウクライナで少女の甲状腺を検診する武市医師（中央がキエフ小児産婦人科研究所のアンチプキン医師）

「あれほど萎縮して、硬くなった小児の甲状腺に、わたしはそれまで触れたことがありません。それも四十人のうち十七人もいたのです。触診をした時点では、硬化性甲状腺腫と言わざるを得ませんでした」

武市さんがその原因を突き止めたのは、甲状腺がんに罹患《りかん》した九歳の少女の病理組織を顕微鏡で見たときだった。少女はチェルノブイリ原発から、わずか三キロしか離れていない、プリピャチという原発労働者の町に家族と一緒に住んでいた。五歳で被曝し、九歳のときにがん化した甲状腺の摘出手術を受けている。

武市さんはこの少女のがんでない組織中に、線維化したうえに著しく変性した所見を認めた。

「これは――」

息をのんだ武市さんの脳裡に、医局時代に調べた病理組織が浮かんだ。その当時に顕微鏡で見たことのある若い女性のものと同じだった。

そこで、武市さんの医局時代に戻りたい。

広島大学原爆放射能医学研究所の医局で、武市さんが師事した江崎治夫教授は、甲状腺の専門医として知られた。米国が水爆実験を行ったマーシャル諸島で甲状腺障害の調査を行っており、『神戸新聞』(二〇一四年二月二十五日付朝刊)は、次のように紹介している。

〈「日本人医師に来てほしい」。水爆実験から一八年後の一九七二年九月、広島大教授で外科医の江崎治夫は切実な声を受け、米国施政下のマーシャル諸島へ向かった。目的は被ばく者調査の視察だ。武市宣雄(69)は「行ってくるよ」と意気込む江崎の姿を覚えている。江崎は当時五十歳。甲状腺がんなど原爆症の治療・研究に携わり、米国留学の経験もあった。

米国から年に一回やって来る医学調査団の視察を江崎に頼んだのは、島々が属する信託統治領ミクロネシアの議会だ。住民の間で甲状腺などの病気が広がり、「十分な治療をしない」と調査団への批判が高まっていた。江崎は二週間、「死の灰」が降ったロンゲラップ島などで活動をつぶさに視察し、議会に報告書を提出する。報告書はまず「住民の健康や衛生を守るため施設を拡充すべきだ」と医療の整備を促し、調査団による年一回の検診も「年三〜四回にするのが望ましい」と指摘した。（中略）八六年に起きたチェルノブイリ原発事故の数年後、江崎が気色ばむのを長男治（61）は目撃する。「異変は間違いないのに」。怒りの対象は、被災地で増える甲状腺がんを軽んじる学者たちの言動だった。治は「臨床の立場から許せなかったのでしょう」と振り返る〉

江崎教授は被災地ベラルーシやウクライナで、病理学や手術法の知見を伝えるように武市さんにアドバイスし、二〇〇三年に八十一歳で亡くなった。江崎教授の後を継いだ土肥雪彦教授もこれを支援し、武市さんは被災者の検診や手術など医療支援を二十年以上も続けている。

時計の針を当時に戻すと、医局に詰めていた武市さんは、ある日、江崎教授に呼ばれて指示を受けた。

「バセドウ病の治療として、放射性ヨウ素の投与後に生検した甲状腺や、治療後に発症した甲状腺がんの生検組織を用意してある。これらを病理学的に精査して、治療効果を調べてほしい」

バセドウ病は甲状腺ホルモンが必要以上につくりだされる病気で、新陳代謝が活発になるため下痢や動悸や発汗などの全身症状がみられる。放射性ヨウ素を甲状腺に投与して障害を与えることで、その機能を低下させるのも治療法の一つだった。

武市さんが江崎教授から渡された四百三十五例の病理組織の標本を精査したところ、放射性ヨウ素が組織を激しく壊している事例を確認できた。一九七八年のことである（文献1、文献2）。

そして一九九一年、チェルノブイリ原発事故で被曝したウクライナ少女に同じ病理組織を見た。放射性ヨウ素を取り込んだ甲状腺が変性し、破壊され、さらに線維化を起こした結果、これほど硬く萎縮したにちがいない――。そう武市さんは判じた。ウクライナの九歳の少女は「硬化性甲状腺腫」が「硬化型甲状腺がん」になったか、あるいは両者が混在していたと推察できた。

「医局時代に甲状腺の組織変化を研究していなかったら、この少女の甲状腺がんが放射性ヨウ素に起因しているとは、容易にわからなかったと思います」

チェルノブイリで多発していた小児甲状腺がんの原因は、原発事故による放射線の影響であった。

真実は遅れてやってきた

広島市の国際会議場で「チェルノブイリ事故後の放射線障害に関する公開報告会」が開かれたのは一九九一年十月だった。ヒバクシャの支援を続ける放射線被曝者医療国際協力推進協議会（ＨＩＣＡＲＥ）が主催し、多くの医師が参加した。

広島大学第二外科の講師として、ウクライナで小児甲状腺がんの診察と調査を終えて帰国していた武市さんは、詳細なデータを持って臨んだ。武市さんは、まず小児甲状腺がんの手術件数をあげた。

たとえばキエフ内分泌代謝研究所の外科では、事故前の一九八三年から八六年に〇～二例だった手術件数が、八八年に三例、八九年に六例、九〇年には二十例に達している。ベラルーシ甲状腺腫瘍センターでは八五年から八七年の手術は〇～一例しかないが、八八年に六例、八九年に十八例、九〇年には三十例に増えた。

広島と長崎の被爆者のカルテから、甲状腺がんの早期発症は考えられないとされていた。しかし、チェルノブイリ原発事故後の手術件数は、その知見を覆した。

続いて武市さんは、触診の結果や手術に立ち会ったときの様子、さらに病理組織の変化などについてスライドを使って説明していった。低ヨウ素地域に住む少女が、放射性ヨウ素の影響を受けたとみられる根拠を詳細に解説してから、こう述べた。

「広島では被爆後十年を経て大人に甲状腺がんが発症していました。しかし、チェルノブイリでは三年目、四年目、五年目の子どもたちに出ているのです。これは放射性ヨウ素に汚染された牧場で放牧中の牛のミルクを飲んだり、汚染された野菜類を食べて、体内に取りこまれた放射性ヨウ素が甲状腺がんを発症させたと推察されます」

この後、討論に移ったが、「チェルノブイリの原発事故から五年の時点で、被災者に甲状腺がんが多発しているような傾向にはない」との反対意見が出された。これまでの知見を押し通す反対論だった。

実は、国連の国際原子力機関（IAEA）から委託された国際諮問委員会（IAC）が五カ月前、チェルノブイリ事故調査報告を公表していた。「健康への影響」についての要旨は、

『毎日新聞』によると次の通りだった。

〈事故は、不安やストレスなど心理的悪影響をもたらしたが、放射線に直接起因するとみられる健康障害はみられなかった〉〈政府調査のデータでは白血病、がんの発生に顕著な増加はみられない〉〈汚染地域と共和国全体についての政府調査の再評価により、乳児の死亡率が比較的高いことがわかったが、これは事故以前のもので、放射線被曝の結果としての胎児異常の増加の証拠はない〉

（一九九一年五月二十二日付朝刊）

そう結論を出した国際諮問委員会の委員長は、放射線影響研究所（広島市）の理事長が務めていた。今は亡き理事長は当時、『毎日新聞』のインタビューで調査の意義を「科学的データに基づいた議論を通じて、地元住民の不必要な恐怖心を取り除くことにあった」と語っている。

武市さんの報告が否定されたのは、ＩＡＥＡの調査に参加した日本チームの医師らによる発言が、それだけ強かったからに相違ない。

それから二年後の一九九三年四月、ＷＨＯ（世界保健機関）が結論を発表した。『毎日新聞』

は〈ベラルーシ　チェルノブイリ事故で　子どもの甲状腺がん二四倍に〉の見出しで、次のように伝えている。

〈WHOによると、同国では事故があった一九八六年以降、百六十八例の子どもに甲状腺がんが見つかった。これに対し、事故以前の七年間に発見された甲状腺がんは七例だった。WHOは、患者の半分以上は大量の放射性ヨウ素にさらされた地区に集中しているとして「原因が原発事故であることは明らかだ」としている〉（一九九三年四月二十四日付夕刊）

このときチェルノブイリの原発事故から七年が経っていた。真実は遅れてやってきたのである。

覆した小児甲状腺がんの「常識」

広島駅の近くにある甲状腺治療専門の武市クリニックを訪ねた。院長室の白い壁に、光学顕微鏡がとらえた病理組織のカラー写真が、びっしりと貼られていた。広島原爆の被爆者やチェルノブイリ原発事故の放射線被曝による甲状腺の病理組織標本もあった。

院長の武市宣雄さんはウクライナで小児甲状腺がんの診察と病理組織の検査を行ったが、このとき「常識の非常識」を思い知らされたという。

広島では被爆十年以内に甲状腺がんの発症はほとんどなかった。ましてや小児甲状腺がんは希少である。ゆえに甲状腺がんは早期に発症しないという「常識」が通っていた。だからチェルノブイリで原発事故の四年後から増えている小児甲状腺がんを、放射線の影響とみるのは「非常識」との意見が大勢だった。

しかし武市さんは、バセドウ病の治療で放射性ヨウ素を投与した際に見られた組織標本から、チェルノブイリの少女は放射線による「硬化型甲状腺がん」と診断した。

しかし、またも「常識」が立ちはだかった。バセドウ病の治療に用いる放射性ヨウ素は、甲状腺の機能低下症を起こすものの、甲状腺がんは誘発しないというのが「常識」だった。チェルノブイリの子どもたちには甲状腺機能低下症がみられないとの報告もあり、だから放射性ヨウ素による小児甲状腺がんが早期に発症するというのは「非常識」とされた。

武市さんは甲状腺の大きさに言及して、こう説明する。

「自然ヨウ素の摂取が少ないチェルノブイリでは、甲状腺の腫大が見られました。現地の医師は、触れにくいはずの小児の甲状腺が硬く触れたので、腫大していると勘違いしたようです。バセドウ病の大きくて柔らかい甲状腺腫に放射性ヨウ素を投与すると、硬く萎縮していきます。しかし、この治療が小児に行われることは、まずありません」

武市さんは、一度うなずいてから言った。

「チェルノブイリの医師の間で、原発事故による過剰の放射性ヨウ素が子どもの甲状腺を萎縮させた、というのは今や常識になっています」

そこで武市さんは「常識の非常識」の問題に立ち返り、「なぜ、甲状腺がんは被爆後の十年以内にみられなかったのか」について考察する。いわば「空白の一〇年」へのアプローチであった。

米軍により一九四五年八月六日に原爆を落とされた広島では、その年の十二月末までに約十四万人が死亡したと推計されている。さらに大量の放射線による外部被曝により急性障害を発症して四年間に多くの人が亡くなった。医療施設が少なく、検査器具や検査薬は不足していた。甲状腺の専門医は皆無に等しく、このため甲状腺がんは記録されていなかった可能性が強い。こうして「常識」が形成されたようである。

原発事故では、周辺住民が致死量の放射線を瞬時に浴びる確率は低い。しかしながら、放射性降下物（死の灰）による外部被曝に加えて、食物の摂取や呼吸によって放射性物質を体内に取り込んだ内部被曝の影響は、より強く受ける。

武市さんは甲状腺専門医として、深い眼差しを覗かせて語るのだった。

「原爆が落とされて数年以内に亡くなられた人たち、なかでも幼い子どもが生きていたら、大変な数の甲状腺がんが発症していたかもしれません」

武市さんは共著の専門書『放射線被曝と甲状腺がん』に、こう書き留めた。

〈放射線に感受性が高い小児期の甲状腺が被曝すると甲状腺がんが発生し易いように、放射線感受性の高い小児は、例え直接被爆による死は免れても、その後にくる放射線による放射線宿酔《しゅくすい》や、血液障害、内臓障害、皮膚障害、全身抵抗力低下等の、〝被曝後の急性放射線障害〟が起こり、早期の死亡が誘発され易かったと思われる。放射線感受性の高かった人、あるいは高線量の被曝そのもので早期死亡した人達を除き、生き残った人達の甲状腺がん発生を、広島では見ていたことにも留意すべきだと思う〉

〈チェルノブイリ（一九八六年）では原発事故現場（施設内労働者と事故処理作業従事者）

の被災者を除き、周辺住民には死亡は殆《ほとん》どなかったとされる。それは、広島のような殺傷を目的にした原爆放射線によるものとは違ったためとも考えられる。それゆえに、放射線感受性の高い小児期に放射線を受けても死亡しなかったチェルノブイリの多くの小児に、事故の数年後から甲状腺がんが多発してきたことを、明らかにすることができた、と思われる〉

甲状腺がんの「常識の非常識」は、チェルノブイリの教訓の一つである。

ウクライナの医師たちに医療技術を伝授

チェルノブイリ原発事故から五年後にウクライナの病院で診察し、小児甲状腺がんの増加している現実に直面した武市宣雄さんは、再訪問を決意する。

「広島の医者として、チェルノブイリで甲状腺がんの〈空白の一〇年〉をつくってはならないと思いました。甲状腺がんは早期に見つけて治療をすれば助かります」

チェルノブイリ原発事故による被災者の救援活動を続けていた広島県府中市の市民団体

「ジュノーの会」の支援を受けて、武市さんは早期診断システムの確立を急ぐことにした。当時、広島大学医学部第二外科の甲状腺外科医で講師だった武市さんは、日本で広島大学が早期導入していたエコーガイド下での甲状腺穿刺《せんし》吸引細胞診の技術を伝授したいと意気込んだ。

穿刺吸引細胞診は細い注射針を直接、甲状腺の腫瘍に刺して細胞を採取し、がんの有無や悪性度を調べる。患者の負担が少ないうえ、早期発見につながる。武市さんによると、「中状腺腫瘍早期診断システム」の手順は、次のようになる。

①問診　②触診　③セロファン紙へ甲状腺腫瘤の模写　④エコー検査　⑤エコー画面をモニターで見ながら腫瘤《しゅりゅう》から細胞を採る（エコーガイド下の）穿刺吸引　⑥採取した細胞の染色　⑦顕微鏡による細胞診　⑧翌日に結果を知らせる。

「チェルノブイリの被災地の一カ所を拠点にして、この広大方式を導入すれば、多くの子どもたちを救えると確信していました」

そう語る武市さんは、早期診断システムを確立するにあたり手術器具の充実を望んだ。というのも、武市さんが最初に見たチェルノブイリの子どもたちの手術痕は痛々しかった。「成人の腹部手術に使う大型の手術器具で小児の頸部《けいぶ》を切開したため、頸部に大きなケロ

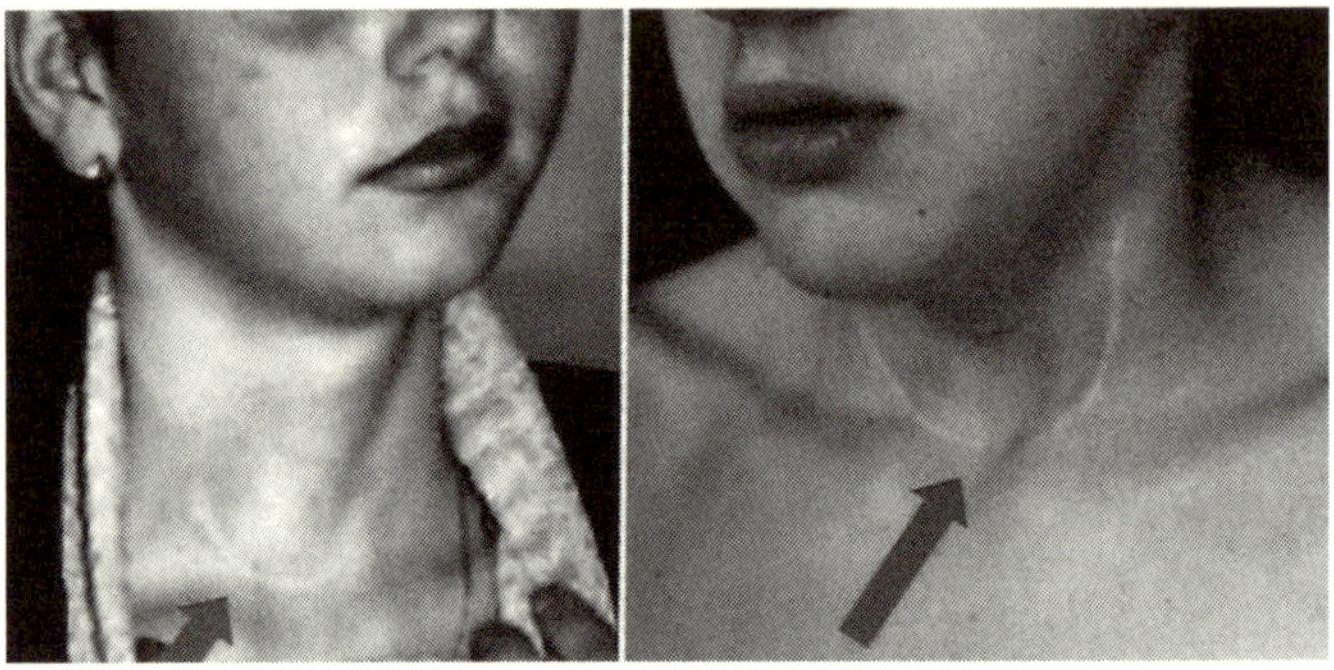

ウクライナの少女たちの首に残る痛々しい手術痕（矢印）

イドが残っていました。小型の手術器具、電気メス、適切な縫合糸などを使い、皮膚の切開を正しく行えば、こうした傷痕にはなりません」

武市さんは診断や手術に必要な製品を「ジュノーの会」に用意してもらう。

〈問診票。セロファン紙。肉鉛筆。穿刺吸引細胞診一式（穿刺吸引ピストル、注射器と針、スライドグラス、細胞固定液、染色液、カメラ付き顕微鏡）。カラー写真入りの甲状腺（穿刺吸引）細胞診の書物〉。武市さんらしい配慮が行き届いている。携帯用の超音波診断装置は「ジュノーの会」が前年に贈呈していた。

「この診断システムによって、検診に来られた小児に甲状腺がんがあるかどうか、他の疾患はどうか、ちゃんと診ることができます。さらに必要な症例には早期手術を行って転移を防ぎ、加えてがんでもない小児に不必要な手術を防ぐことも

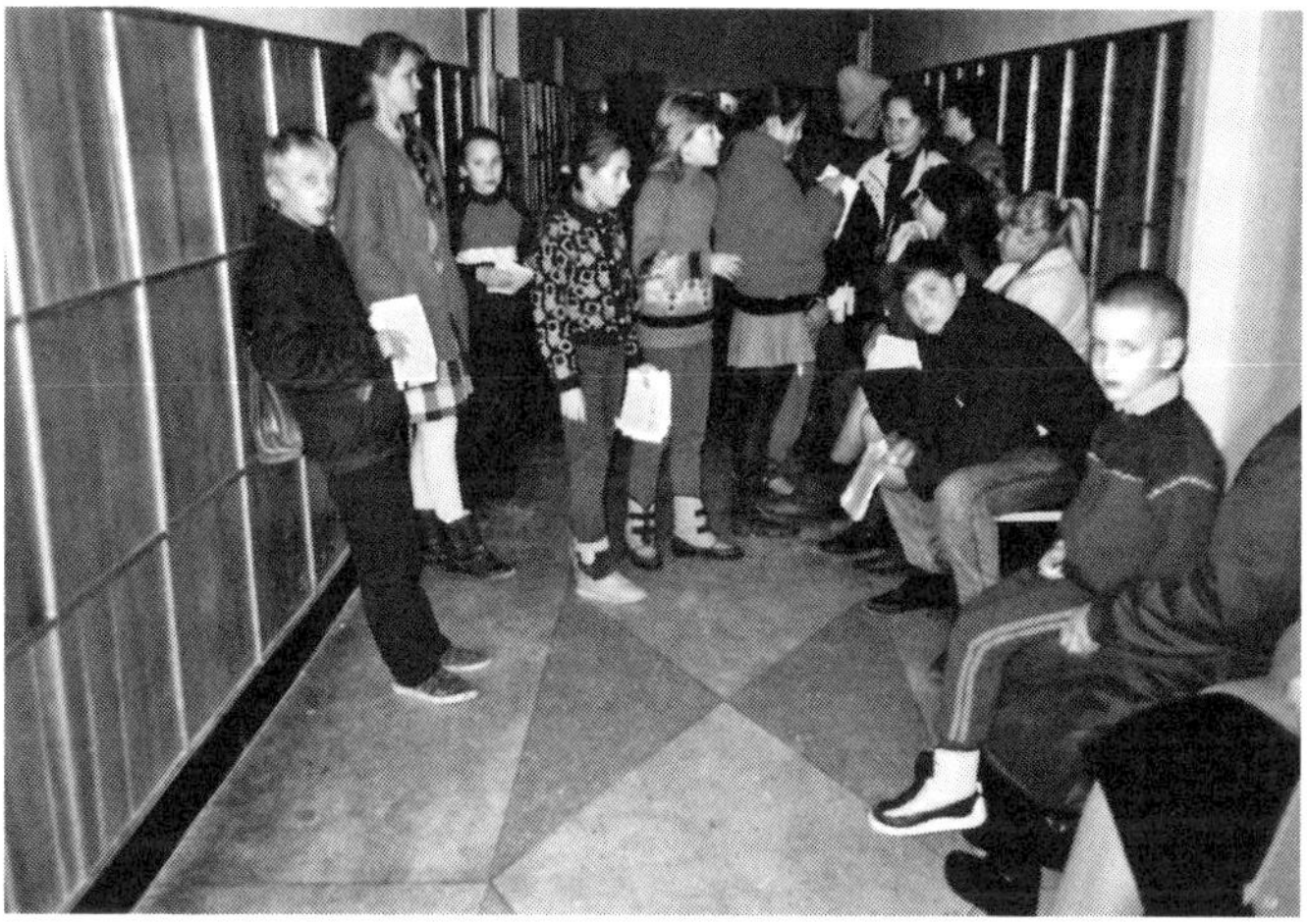

武市医師の診察を望んで、村の病院にやって来た母親と子どもたち

可能となります」

一九九二年一月十八日、武市さんはウクライナに向けて飛び立った。最初の訪問から五カ月後のことである。

ウクライナのミハイル・コッビンスキーは、チェルノブイリ原発から約六十キロ離れた小さな村だった。村を貫く大通りに面したチェルニゴフ地区第二病院は、四十二の村を受け持っている。原発事故が起きてから甲状腺障害の患者が急増していた。

その日の病院は、日本の甲状腺専門医の診察を望んでやって来た母親と子どもたちの姿が多く見られた。検査・診療病棟の二階は、廊下にまで親子であふれた。

武市さんは、細長い六畳ほどの診察室に母子を迎え入れた。

幼いわが子の手を引いて、武市さんの前に現れた母親の顔は、不安の色に塗られていた。母親の心情は子どもに伝わるので、この男児の小さな喉仏に細い針を刺す穿刺吸引細胞診を始めるためには、リラックスムードが必要だった。

武市さんは日本から小鳥のグッズを診察室に持ちこんでいた。てのひらに納まる小鳥グッズに男児が触ると「ピピッ」と鳴った。すると、幼い顔に笑顔がうかんだ。こうして診察は始まった。

現地の医師に医療技術を伝授するのも訪問の大きな目的であり、武市さんは「甲状腺腫瘍早期診断システム」の手順にそって進めた。穿刺吸引細胞診に移ると、そばで見守っていたオシプチュク医師が、そろりと武市さんに訊ねた。

「針が血管に刺さったらどうしますか」

武市さんは穿刺吸引細胞診を続けながら即答した。

「そうしないために、持参したエコーに映し出した画像を見つめながら、腫瘍に正確に針を刺すのです」

外科医のオシプチュク医師は、エコーの画像と注射器を持つ武市さんの右指を交互にせ

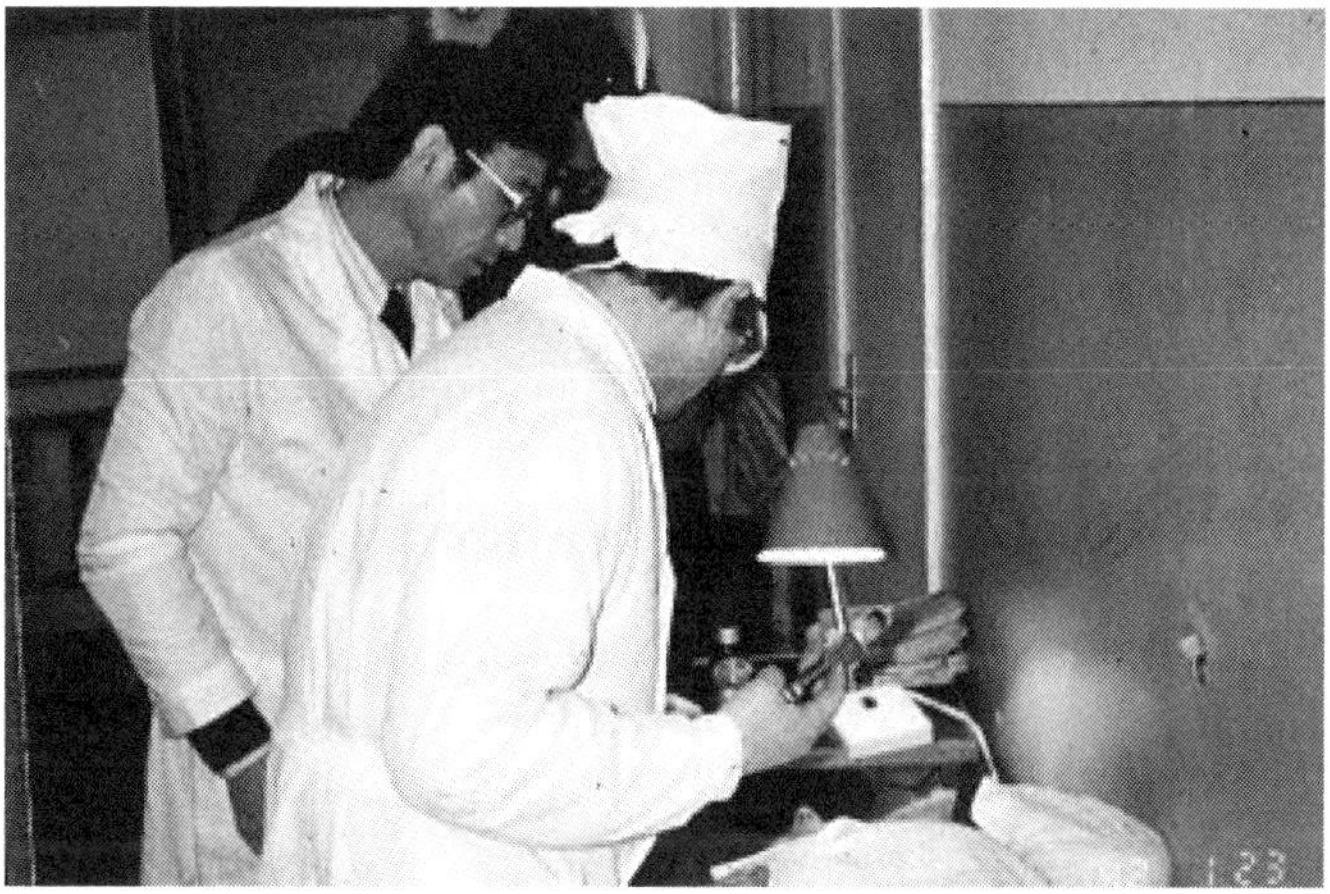

1991年8月、チェルニゴフ第二病院のオシプチュク医師に甲状腺の穿刺法を説明する武市医師（左）

わしく見つめた。武市さんは振り返る。

「一例でもミスがあったら、この早期診断システムの確立は遅れます。通訳を通しての診察ですから、やはり緊張しました」

このときウクライナでは、たとえ微小のがんであっても、甲状腺の全摘手術が行われていた。武市さんはオシプチュク医師へのアドバイスも忘れなかった。

「子どもの成長にとって、甲状腺は大きな役割を果たします。だから日本では、小さいがんであれば、腫瘤を含めた甲状腺の半分だけを切除します。非常に小さいときは手術を急がず、経過をしっかりと観察すれば大丈夫です」

武市さんの診断を得て、ウクライナの医師は母子ともども喜んだ。主任医師のナターリアさんは

「細胞診の水準が高かったので、子どもたちにとって非常に良かったです。キエフで甲状腺の手術をしないといけないと言われていた子が、武市先生からその必要はない、年に二回ほど超音波診断装置で検査すれば不必要な手術はしなくて良いと診断していただき、とても安心しました」と語った。武市さんは「当時持参したものは日本の日立製作所のポータブルタイプでしたが、これを評価していただき嬉しかった」と述懐している。

そうして一日が終わり、ホテルに戻ってからも武市さんは、深夜まで顕微鏡で病理細胞を診た。翌日のセミナーでは、この診断結果をもとに具体的に解説するのだった。

この訪問で武市さんは、八十四人の子どもたちを診察している。九人が腫瘤、二十六人が硬化性甲状腺腫、九人が甲状腺肥大だった。

ウクライナから広島にやって来た医師と児童

ウクライナから四人の医師と五人の児童が広島にやって来たのは、一九九二年四月だった。武市さんが「甲状腺腫瘍早期診断システム」を確立すべく、現地を訪れてから三カ月後のことである。医師はチェルノブイリ原発事故で多発した小児甲状腺がんの治療に当たっており、児童は甲状腺に疾患を抱えていた。チェルノブイリの救援活動を続ける広島県府中市の市民団体「ジュノーの会」の招待だった。

スイス人医師のマルセル・ジュノー博士は、広島に原爆が落とされた直後に医薬品を届けて一万人以上の被爆者の命を救ったことで知られる。「ジュノーの会」は、博士の精神を受け継いでチェルノブイリ原発事故の被災者を支援しようと、一九八八年に発足した。武市さんら広島の医師は、「ジュノーの会」からの要請に応えてウクライナで診察と治療を献身的に続けた。

広島を訪れたキエフ小児科・産科・婦人科研究所の医師は、武市さんとなじみになっていた。小児科のアンチプキン医師と放射線科のヤコブレフ医師で、二人ともそれぞれの科のチーフだった。広島大学第二外科が日本で早くから甲状腺検診に導入した穿刺吸引細胞診の技術を習得しようと、二人の医師は武市さんに張りついた。

武市さんは「とにかく熱心で、いろいろと質問されました。私たちの第二外科方式を実際に見ていただいたのは良かったです」と追想する。

五人の児童は、八歳から十五歳の男女だった。ウクライナで武市さんが診察し、第二外科で精密検査をするために来日した。武市さんは診断結果について、こう説明する。

「萎縮して小さい甲状腺が多かったのですが、その小さな甲状腺の中から、さらに小さい腫瘤が見つかりました。それも治癒率の高いがんの型から、治癒率の低い低分化がんによく似たものまで、混在しているのです。チェルノブイリの小児甲状腺がんの特徴だと思います。放射性ヨウ素の汚染度の高い地区に住んでいる子どもに多く認められました」

翌年の五月には、ウクライナ内分泌代謝研究所・外科部門外科科長のサーシャ医師と病理部門チーフのタチアナ医師が広島を訪れた。サーシャ医師はいつでも、どこでも武市さんに質問を繰り返すのだった。

「甲状腺がんの肺への転移が見られた場合、甲状腺の手術はどのようにしますか」

「腫瘍が二センチくらいでは、どうしますか」

武市さんは手に持ったノートを黒板代わりに、わかりやすく解説した。いつしか廊下は講義室に変わっていた。

「ジュノーの会」の機関紙に、サーシャ医師が報告した研究所の手術件数が載っている。それによると年間千百件~千二百件で、そのうち八百件が甲状腺の手術だった。小児甲状腺がんは一九八九年に七件、九〇年に十九件、九二年に四十二件と増加していた。気管や食道に転移しているケースも見られた。

小児甲状腺がんの遺伝子を解析

チェルノブイリ原発事故で放出された放射性物質は、大気だけでなく河川も汚染した。汚染水は、原発施設内の排水溝からプリピャチ川に入り、本流のドニエプル川に流れ込んだ。この川は首都キエフを通り、ウクライナを縦断して黒海に通じている。

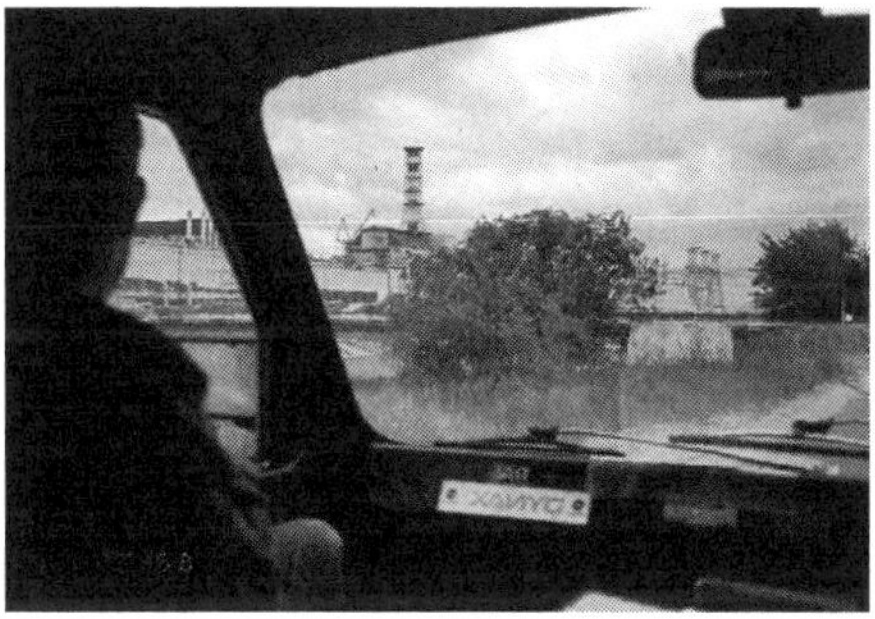

1995年、チェルノブイリ原発敷地内の排水溝付近

原発事故の五年後から、小児甲状腺がんの診察と調査に当たってきた武市さんは、ドニエプル川流域の甲状腺がんの発症率に着目した。

武市さんによると、上流に位置するキエフ、チェルニゴフ、ジトーミルの各州が放射性ヨウ素の高度汚染地域で、黒海沿いのケルソン州は軽度汚染地域だった。上流から下流にかけて、計八州の小児甲状腺がんの発症者数を一九九一年から九四年にかけて年ごとに調べた。多少の変動はあるが、九二年ではキエフ州が十九人（人口十万人あたり二・〇〇人）、九四年はチェルニゴフ州が十人（同三・八五人）と最も高かった。武市さんは次のように解説する。

「上流から下流に行くに従って、小児甲状腺がんの発症率が低下していることがわかりました。原発事故で放出された放射性ヨウ素が、川の流れに沿って薄められていった可能性を示唆しています。放射能汚染が甲状腺がんの発症に関係していたことを示す、もう一つの根拠となりました」

がんに罹患して甲状腺を切除した少女の病理組織から、放射性ヨウ素の影響だと突き止めた武市さんは、「さらなる根拠」にこだわる。ホルマリンで保存されていた七例の小児甲状腺がん組織の提供を受けて、がん遺伝子の解析を行った。一九九四年六月に長崎市で開かれた原爆後障害研究会で発表した。

この研究成果について『毎日新聞』は〈チェルノブイリ原発　汚染地域で甲状腺がん多発　「被曝が誘因」実証〉の見出しで、次のように報じている。

〈汚染地域で小児甲状腺がんの診断をした広島大医学部第二外科の武市宣雄講師らが、がん組織を広島に持ち帰り、放射線影響研究所の秋山実利・放射線生物学部長らのグループが遺伝子を解析した。広島、長崎の原爆被爆者の調査で、放射線の影響による甲状腺がんの細胞には、放射線を浴びていない人にはみられない、配列遺伝子が逆転した「ＲＥＴがん遺伝子」が存在する。チェルノブイリ原発事故被曝児について、このＲＥＴがん遺伝子の有無を調べたところ、五―十四歳の七人の甲状腺がん細胞のうち四人からＲＥＴがん遺伝子が見つかった。原爆被爆者の甲状腺がん患者でも、ＲＥＴがん遺伝子が見つかるのは約二〇パーセント。チェルノブイリ原発事故被曝児の五〇パーセント以上で発見されたことは、被曝の影響でがんになったことを示唆している〉

（一九九四年五月二十六日付朝刊）（文献3）

一九九二年九月、ジュノーの会からベラルーシのミンスク甲状腺腫瘍センターに、日本製の電気メス装置一式が贈られた。このとき所長のＥ・Ｐ・デミチク教授から、一九九〇〜一九九二年に手術した七人の小児甲状腺がんのホルマリン固定標本を入手できた。武市さんは「教授への感謝は忘れてはいけない」と語るのだった。

そして武市さんは「実は――」と言って続けた。「五歳のときプリピャチで被曝し、九

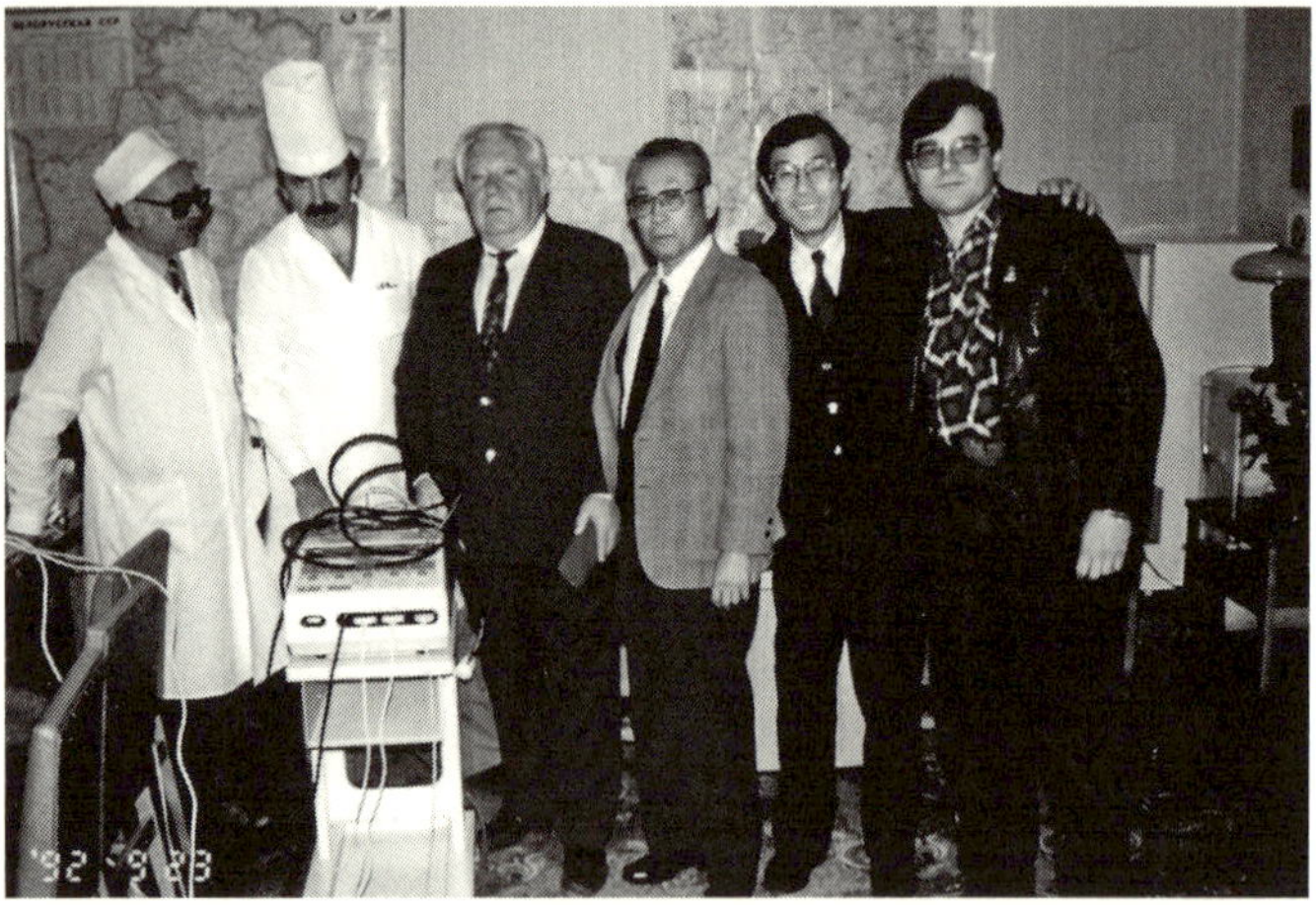

1992年9月、ミンスク甲状腺腫瘍センターに「ジュノーの会」が日本製の電気メス一式を贈呈。右から4人目が所長のデミチク医師

歳で甲状腺がん手術を受けた女児の甲状腺の中に、正常な細胞が新しく増殖する像も見られたのです。九歳のプリピャチの子に小児期の甲状腺の強い自己再生能力を示しており、だから事故後に小児の甲状腺の機能が低下しなかったと推察されます」

子どもたちの甲状腺は放射性ヨウ素と、けなげに闘っていたのである。

さて、ウクライナ北部のチェルノブイリ原発から北へ十キロも行くと、そこはベラルーシ共和国だった。原発事故による放射性物質は、隣国のベラルーシに大量に降り注いだ。

武市さんは、信頼関係の生まれた両国の医師から、小児甲状腺がんの発症率と手術件数の貴重なデータを得ることができた。

ウクライナのキエフ内分泌代謝研究所のトロン

コ医師のデータから、小児甲状腺がんの発症率は事故の三年後から増加し始めて、一九九二年には事故前の六・一倍にあがった。ベラルーシのミンスク甲状腺腫瘍センターのデミチク医師によると、事故から四年後の一九九〇年には事故前の十二倍、九三年には三十四倍にも達していた。武市さんは次のように説明する。

「ウクライナとベラルーシ両国のデータから、放射線に被曝して小児甲状腺がんが発症するまでの最短潜伏期間は、四年から五年と推定されます。成人との違いはもとより、広島と長崎のデータではわからなかった、小児甲状腺がんの早期発症を裏付けています。また汚染度の高いベラルーシの小児甲状腺がんの発症率は、ウクライナに比べて五倍以上でした。ベラルーシのデミチク医師の手元には、自然ヨウ素の摂取量が少ない地域ほど小児甲状腺がんの発症率が高いことを示すデータもありました」

このときのデータによると、ウクライナは八十四件中七十八件、ベラルーシで百三十八件中百二十九件が、予後が良く悪性度の低い「乳頭がん」だった。ちなみに二〇一七年十月の福島県のデータでも、甲状腺がんの手術をした百五十五件のうち百五十二件が「乳頭がん」と診断されている。

武市さんは「放射性ヨウ素が、小児の甲状腺に与えた影響には、驚くばかりです」と語るのだった。

核実験場の周辺住民に染色体異常

武市さんは甲状腺の専門医として一九九三年九月、ウクライナからカザフスタンのセミパラチンスク（現セメイ）へと移動する。

米ソ冷戦下で旧ソ連は、四国ほどの広さのセミパラチンスクで何度も核実験を行った。一九四九年から四十年以上にわたり、原子爆弾と水素爆弾を計四百六十七回も爆発させている。このうち百二十回は大気圏核実験だった。

武市さんは核実験場の近くで、五十年前に被曝した住民の甲状腺を診た。

「放射能に汚染された地域の住民は、そうでない地域に比べて染色体の異常が四・二倍から七・二倍と高率でした」

さらに武市さんは、セミパラチンスク医学研究所から得たデータをもとに指摘する。

「成人の甲状腺がんの発症率は、一九八〇年から九四年にかけて明らかに増加しています」

こうした健康被害について核戦争防止国際医師会議（ＩＰＰＮＷ）ドイツ支部が、解説付きのポスターとして作製した『世界のヒバクシャ』の日本語版は、次のようにまとめている。

〈セメイ腫瘍センターは、地域住民の中で悪性腫瘍、とりわけ肺、胃、乳房と甲状腺のがんが明らかに増えていることを確認した。カザフスタン放射線医学生体学研究所は、実験場に近い村に住む人々の被曝と染色体異常には明らかな関係があると報告している。このことは二〇〇二年に発表された英国・レスター大学の調査でも裏付けられた。セミパラチンスクで高線量被曝をした人々は、一般集団に比べてDNAの突然変異の割合が八〇パーセントも高いという結果だった。さらに、放射性降下物を直接浴びた人々の子どもたちの間でも、DNAの突然変異の割合がおよそ五〇パーセント高くなっている〉

広島、長崎、チェルノブイリ、セミパラチンスク……原爆や核実験や原発事故によって放出された放射線や放射性物質は、長期間にわたってヒバクシャを苦しめる（文献4、文献5）。

小児甲状腺がんを異国で診てきた武市さんは「ジュノーの会」のニュースレターに、次のように寄せた。

〈これからは地道な研究、地道な検診が望まれる時代に入ります。また単に甲状腺がんが多い、少ないと言うのではなく、その発生を窺わせる組織変化があるのか、がんで寿命を短くしないためにはどうすれば良いのかということを現地で厳粛にとらえてゆくべきであり、我々は予後の良い甲状腺がんは早期発見、必要なケースでの早期治療が最大のポイントであることを強調して、むやみにがんが多発するといって過大な心配をさせることなく、かつ適切に対処する態度を堅持し、旧ソ連の先生方とともに勉強し、献身していくことが望まれます。

重要なのは自分の子どもが甲状腺がんにかかった場合を考え、それに適切に対処することであります。また同時に必要でもない甲状腺がん手術を受けることのないよう、十分な配慮が子どもになされるように希望し、啓蒙したいと思います。そのためにこそ穿刺吸引細胞診が重要であることを附記しておきます〉

甲状腺を傷つけられた子どもたちを救いたい、その一念から綴った一文であり、外科医の良心が行間から汲み取れる。

福島県の原発事故

東京電力福島第一原発事故から七年という歳月が流れた。甲状腺外科医の武市宣雄さんはあらためて、次のように語るのだった。項目別に列挙して紹介したい。

【十八歳以下の青少年の甲状腺がん調査への取り組み】一九九一年五月二十二日付の『毎日新聞』の朝刊に「白血病、がんの発生に顕著な増加はみられない」と、IAEA（国連の国際原子力機関）から委託されたIAC（国際諮問委員会）が公表した記事が掲載されています。この記事を受けて本書は、IAEAの調査に参加した日本チームの医師らによる発言が強かったこともあって、「真実は遅れてやってきた」と記しています。

私が思うに、このチームのメンバーの中に甲状腺に関係する病理医や外科医がおられたら、また違った評価がなされていた可能性もあるのではないでしょうか。その理由は、がんは主に病理医が診断し外科医が手術することが主流なので、このような医師がメンバーに加わっていたらと思うのです。

これに対して今回の日本の福島での甲状腺がん調査は、福島県立医大が総力を挙げて調査に取り組み、しかも外科医、病理医、エコー専門医が中心に入っておられ問題はないと考えます。そのなかで、あえて問題をあげるとすれば、以下のことではないでしょうか。

【手術症例】 福島県の対象者三十八万人中に甲状腺がんがみつかり手術された方は、一回目の検査時(二〇一一～二〇一三年度)に一〇二人、二回目(二〇一四～二〇一五年度)に四十九人、そして三回目(二〇一六～二〇一七年度)の二〇一六年度には二人、二〇一七年度は九月までのところなんと〇例と報告されています。これまでの結果からは放射線の影響はないとのことです。しかしこの一回目と二回目の手術例数には大きな差があり、また二〇一二年度の五十二人が二〇一六年度には何と七人という大きな差をみると、エコー検査をしているからとは言え、少し不自然ではないかと考えてしまいます。

【低分化がん】 もう一つ疑問に感じるのは、福島県の報告で二〇一五年度までは三人となっていた低分化がんが、翌年度からは一人に変更されていたことです(福島県立医科大学教授の鈴木眞一先生が二〇一五年八月に公表した「手術の適応症例について」でも、三例が低分化がんであった、と記されている)。乳頭がんにくらべて予後の悪い低分化がんは若年時に手術されることは極めて稀《まれ》です。考えられるのは、変更された二例は前述した低分化型・充実性の乳頭がんだったのでしょうか。

いずれにしても、チェルノブイリにくらべると、福島での放射性ヨウ素放出量は約十六・四分の一ですし、自然ヨウ素摂取量は約十分の一とされておりまして、これを考慮すると福島での若年時被曝者の甲状腺がん発生は多くてもチェルノブイリの百六十四分の一以下であろうと推定しています。わずか一例、たまたま一例みつかったからとは言え、二十歳で手術した福島の子（原発事故時十五歳）の組織像に低分化型・充実性の乳頭がん病巣が混在するびまん性硬化型乳頭がんが見つかったことも考慮すると、福島の若年時被曝者の甲状腺がん発生率増加はないという県民調査の結論は、もう少し先になって出しても良いのではないでしょうか。

【風評被害】 さらに風評被害についてですが、福島では子どもに甲状腺がんが多く見つかりましたが、エコー検査を全例に行ったことが主因、放射線の影響は全くないという説明です。となると、この福島の小児甲状腺がんの多発は風土病のようなものなのでしょうか、やはりただ単にエコー検査を一生懸命したためなのでしょうか？　エコー検査で子どものの甲状腺がんが見つかりすぎることを強調すると、かえって甲状腺検診は怖いという風評被害を起こしかねません。

【追跡調査の必要性】 さらに、福島県での甲状腺検査に関すると、個人一人一人の甲状腺被曝線量が調べられていたのは千人程度といいますから、あまりに少なすぎるように感じます。というのも放射線の影響であるかどうかを議論するうえで、一番大切なことは甲状腺内に取りこまれた放射性ヨウ素の量をできるだけ多くの人で正確に知っておく必要があるからです。また汚染されていない地域との比較にも力を注いでほしい。福島県以外の対照地域で同一機関での同一レベルでの検査データなくして、福島との比較のしようがありません。三十八万人に対しての対照地域では、一地域で最低でも一万人とし、それを十年かけて調査をすべきではないでしょうか。もし可能なら学校の健康診断に触診での甲状腺検診を加えてほしい。

【新薬に期待】 チェルノブイリ被災児の甲状腺がんにみつかったRETがん遺伝子の活性化異常を、医学誌 *Lancet* に報告した一九九四年からちょうど節目の二十年目にあたる二〇一四年、このRET異常（腫瘍形成活性）も抑える薬（RET以外のがん遺伝子異常と共に、がんの成長を促す腫瘍血管新生も抑制する能力を持つ）の分子標的治療薬が日本で開発され、国の許可を受け発売されました。その一つレンバチニブは、根治不能な甲状腺がんの治療に有効であると認められつつあります。二〇一六年六月からこの使用を、放射線被曝者検診を一緒にしてきた島根大学教授の野宗義博先生と共に開始し、この二年間で九人に使用し、その有効性に喜んでいます。

武市宣雄さんは、外科医として医療ボランティアに携わってきた実践体験から「王道に近道はありません」と明言し、こう結んだ。「私はあくまでも甲状腺外科医の立場で、さまざまな現場を実際に訪れ、見て、自分が経験したことだけを、真摯にお話しいたしました」。（文献1〜文献5の文献名は巻末に掲載）

甲状腺がんの多発を論文に

岡山大学医学部衛生学教室は、公害や薬害の疫学調査をリードしてきた。多数の個々の人々を対象にして、疾病などの原因や発生条件を明らかにするのが疫学である。岡山大学大学院環境生命科学研究科教授で、環境疫学を専門にしている津田敏秀さんは岡山大学と疫学について、次のように説明する。

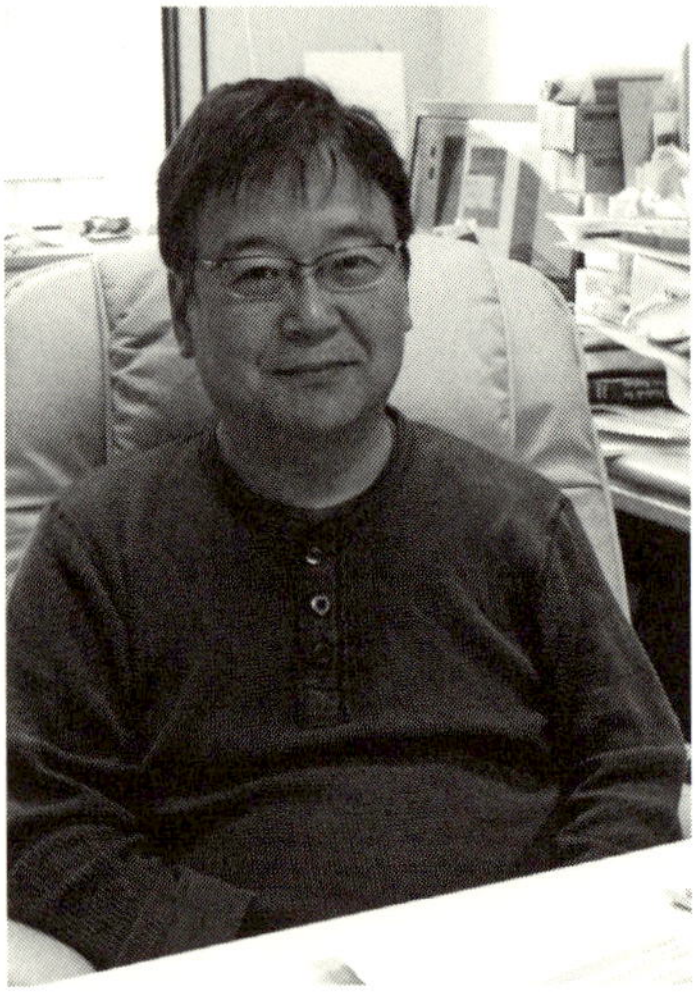
津田敏秀教授

「大原美術館の創設者で倉敷紡績の社長だった大原孫三郎さんが、大正十年の一九二一年に設立した倉敷労働科学研究所に負うところが大きいと思います。当時、産業衛生分野で唯一の民間研究所として、現場に密着した研究を積み重ねて実績を残しました」

そのような土壌のある地で学んだ津田さんを驚倒させたのが、東京電力福島第一原子力発電所の大事故だった。二〇一一年三月十一日、東日本大震災により原発は壊滅的な打撃を受け、原子炉は最悪のメルトダウン（炉心溶融）をきたし、建屋は水素爆発で吹き飛んだ。津田さんは「大量の放射性物質が大気中に拡散しているので、健康への影響が心配でした」と振り返る。

政府の発表では、福島第一原発から放出された放射性物質のうちセシウム137は広島原爆の百六十八・五個分に相当し、ヨウ素131（放射性ヨウ素）は二・五個分、ストロンチウム90が二・四個分だった。

チェルノブイリ原発事故では小児甲状腺がんの多発がみられ、それが被曝の影響だと指摘された。それだけに福島県は二〇一一年十月から当時十八歳以下の県民約三十七万人を対象に、先行検査と呼ばれる一巡目の検査に取り組んだ。二〇一四年三月まで実施し、続いて四月から二巡目の本格検査が開始される。先行検査の対象者に加え、二〇一一年四月二日から翌年の四月一日までに生まれた子どもたちを含めて、約三十八万人が甲状腺検査の対象となった。

この検査結果は定期的に公表されている。初代の福島県放射線健康リスク管理アドバイザーに任命された山下俊一・長崎大学副学長（福島県立医科大学副学長も兼任）は首相官邸のホームページ「東日本大震災への対応」に、〈事故から三年目を迎えるにあたり〉として、次の一文を寄せた。

〈全県下の子どもたち、約三六万人もの規模に対する小児甲状腺超音波検査を、診断精度が高い最新の超音波検査機器を利用し、さらに国内の専門家が協力して行うような体制整備は、まさに世界でも初めての経験でした。このため当初から、医療界ではよく知られたスクリーニング効果（それまで検査していなかった方々に対して一気に幅広く検査を行うと、無症状で無自覚な病気や有所見〈正常とは異なる検査結果〉が高い頻度で見つかる事）の発生が懸念されていたことを、まずお伝えしておきます。（中略）検査で発見されたのは、原発事故とは直接的な関係が無い「自然発症（福島だけでなく、どの地域で検査しても一定の確率で発見される）の小児甲状腺癌《がん》」であり、前述の通りスクリーニング効果であると評価しています。事故後三年半内に実施された先行検査によって、当然、病気が発症する前のごく早期の段階の癌が多く見つかった事にもなります。よってその確率は、従来の手術症例数やがん登録数を元にした確率などとは比較できないと言えます〉

また福島県の県民健康調査検討委員会の甲状腺検査評価部会は「中間のまとめ」（二〇一五年五月）で、甲状腺がんの見つかった割合について「数十倍のオーダーで多い」と公表している。

〈平成二十三年十月に開始した先行検査（一巡目の検査）においては、震災時福島県にお住まいで概ね十八歳以下であった全県民を対象に実施し約三〇万人が受診、これまでに一一二人が甲状腺がんの「悪性ないし悪性の疑い」と判定、このうち、九九人が手術を受け、乳頭がん九五人、低分化がん三人、良性結節一人という確定診断が得られている。［平成二十七年三月三十一日現在］。こうした検査結果に関しては、わが国の地域がん登録で把握されている甲状腺がんの罹患統計などから推定される有病数に比べて数十倍のオーダーで多い〉

このときの記者会見について、『毎日新聞』は次のように報じた。

〈放射線の影響の可能性は小さいとはいえ完全には否定できず、将来悪化しないがんを見つけて不安を患者に与えるリスクも受診者に説明した上で検査を継続して実施すべきだとした。（中略）検討委の星北斗座長は会議後の記者会見で、数十倍の甲状腺がんの子どもが発見されたことについて、「一斉検診したことで数として多く見つかった」と述べた〉

（二〇一六年二月十六日付朝刊）

これに対して、核戦争防止国際医師会議（ＩＰＰＮＷ）は二〇一五年九月、小児甲状腺がんの増加について「スクリーニング効果で片づけられるものではない」と、真っ向から反論する記者発表を行った。小児科医でドイツIPPNW副会長のアレックス・ローゼン博士は「福島県は原発事故と小児甲状腺がんの関連性を調査せざるを得ない状況にある」として、次のように述べた。

「この罹患率の上昇は、もはやスクリーニング効果では片づけられない。子どもたちを無責任に放射性ヨウ素に被曝させたこととの因果関係を示している」

核戦争防止国際医師会議の記者発表から一カ月後の二〇一五年十月、津田敏秀さんら岡山大学のグループが国際環境疫学学会の発行する医学雑誌『エピデミオロジー（疫学）』に、論文「二〇一一年から二〇一四年の間に福島県の十八歳以下の県民から超音波エコーにより検出された甲状腺がん」を発表した。英語の電子版はすぐに公開され、二〇一六年五月発行の雑誌に載った。

早くから小児甲状腺がんの多発を警告していた津田さんは、権威のある医学専門誌に論文を発表した折、日本外国特派員協会で記者会見を開き、まずこう述べた。

「福島県による甲状腺検査の評価では、疫学的な分析が行われていません。このため因果推論や公衆衛生学的・臨床的な対策立案、さらには将来予測および住民への情報公開をするうえで極めて不十分だと考え、論文にしたのです」

論文は疫学の標準的手法を用いて、発表データを解析した。福島県を九地域に分けて、日本全国の年間発症率と比較してみた。津田さんはこう解説する。

「事故から三年目までながら、全国平均の五十倍にも達した地域があり、これは百万人当たり六百五人の有病割合になります。検査対象の人数が少なく検診者がゼロだった地域を除いて、他の地域でも事故前の二十倍から四十倍と推定されます。一般的に、スクリーニング効果と呼ばれる効果は、大人の甲状腺がんなど様々ながんにおいて、スクリーニングを実施しない場合のデータと比較した場合、せいぜい数倍規模のものです。福島のケースは一桁多いので、スクリーニング効果では説明できません」

さらに津田さんは、WHO（世界保健機関）が二〇一三年二月に発表した報告書「東日本大震災後の原子力事故後の健康リスクアセスメント」を取りあげて、こう指摘する。

「事故から十五年間における甲状腺がんのリスク上昇予測のペースを、二〇一四年末時点で、すでに大幅に上回っています。もはやスクリーニング効果や過剰診断などの放射線被曝以外の原因でほとんどを説明するのは不可能であり、福島における小児および青少年の甲状腺がんは東京電力福島第一原発事故による放射線被曝の影響とみるべきです」

福島県は二〇一四年度から実施している二巡目の本格検査の結果を、二〇一五年十一月に発表した。三十九人が甲状腺がんまたは疑いがあると診断され、うち三十七人は一巡目で「問題なし」だった。さらに二〇一八年六月の発表では、百九十六人が甲状腺がんと診断された。手術を終えた百六十三人のうち良性結節は一人のみだった。

事故当時、四歳の男児に甲状腺がん

小児甲状腺がんを追究する津田敏秀さんは、またしても愕然とさせられた。事故当時四歳の小児甲状腺がんを、あろうことか集計にあげていなかったのである。『朝日新聞デジタル』(二〇一七年三月三十一日)から引きたい。

〈東京電力福島第一原発事故当時十八歳以下だった約三八万人を対象にした福島県の甲状腺検査で、経過観察となった事故当時四歳の男児(10)が昨年、甲状腺がんと診断されていたことが三十一日わかった。昨年六月の県の検討委員会の発表で事故当時五歳だった一人ががんと診断されており、五歳以下では二人目。甲状腺がん患者を支援する民間基金「3・11甲状腺がん子ども基金」が記者会見で明らかにした。男児は二〇一四年に受けた甲状腺検査の二次検査で経過観察とされた後、福島県立医大で一五年にがんの疑いがわかり、一六年前半に甲状腺の摘出手術を受けてがんが確定したという。現在は通常の日常生活に戻っている。(中略) 検討委には二次検査でがんの疑いが見つかったケースが報告される仕組みで、男児は報告対象ではなかった。県立医大は「一般の診療情報なので報告しなかった」と説明するが、同基金は「経過観察の結果がわからなくなり、報告に入らないのは問題だ。(被曝の影響は考えにくいとする) 根拠が揺らいでいる」と指摘する〉

津田さんは「過小評価」に繋がるとして、雑誌『科学』(二〇一七年七月号) に次のように書き留めた。

〈二次検査で経過観察となった約二七〇〇名に関しては、甲状腺がんがその後何らかの理由で検出されていたとしても、細胞診陽性者 (もしくはがんの疑い) あるいはがん確定症例としては、カウントされていなかったのである。これは、その程度はわからないとしても、検出がん症例の数をかなり過小評価している可能性が明らかになったことになる。これにより私どもの推定した、外部比較の発生率比や標準化発生率比は、当然、過小評価さ

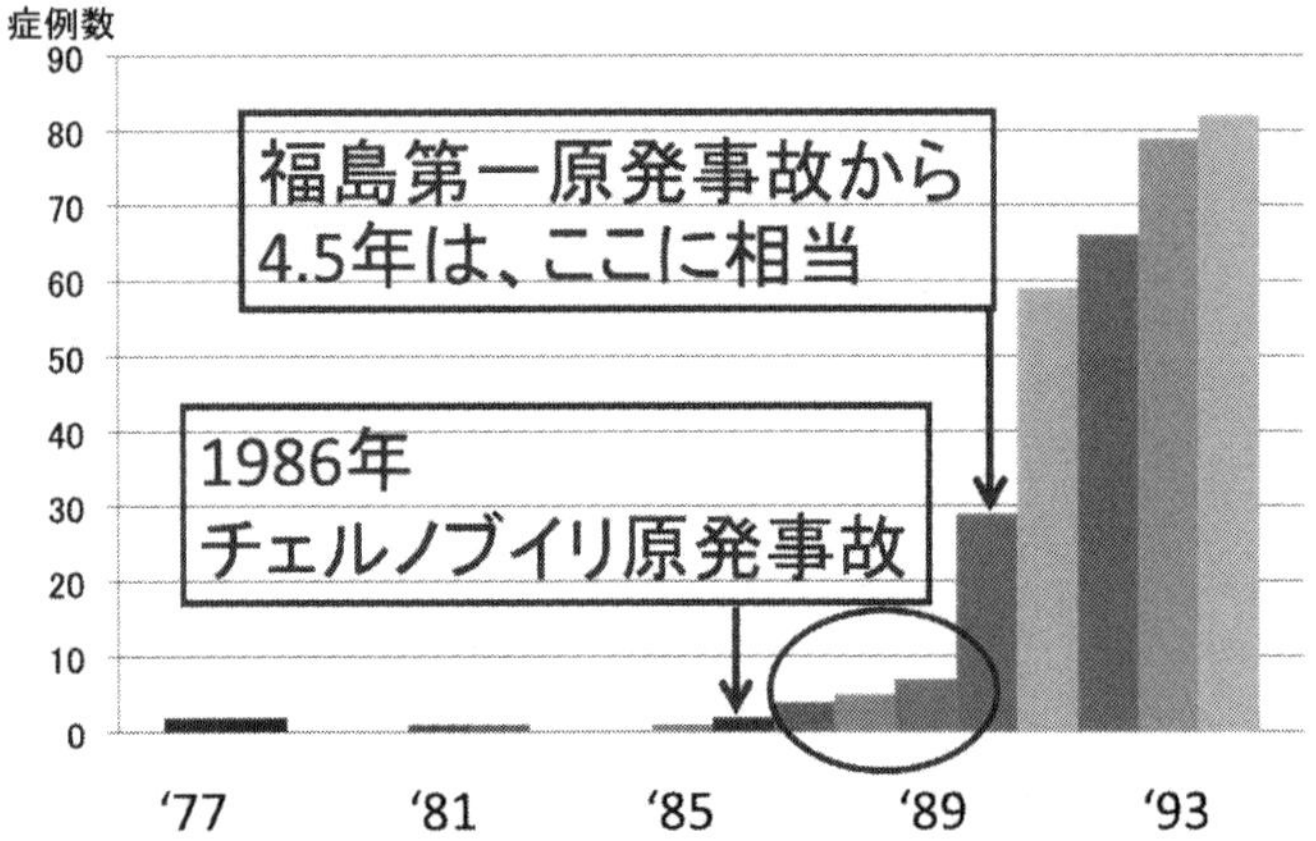

甲状腺がんの流行曲線　チェルノブイリ（ベラルーシ、14歳以下）

れていることになる〉

福島県の県民健康調査検討委員会の甲状腺検査評価部会は「小児甲状腺がんは放射線の影響と考えにくい」とする根拠の一として、「事故当時五歳以下の甲状腺がんは見つかっていない」ことをあげていた。この点について津田さんは、続けて記している。

〈もともと、福島県内で事故後三年間において五歳以下で発症症例がないので、他の年齢層での桁違いの多発も放射線の影響ではない、という主張には何の医学的根拠もない。（中略）チェルノブイリ周辺の経験から、この多発は、大人においても年数が経っても増加し続けることが予想される。そして国民、特に福島県民には、この状況を知る権利がある。（中略）甲状腺がんのさらなる増加が予想されるなか、医学的根拠に背を向けて、この先延々と何年も何十年もこのような状況を続けることは不可能であることを、福島県や福島県立医科大学は、早く認識すべきである。すでに福島県の医療現場ではこの多発に関する異変に気づいている医師などの医療従事者も多いはずだ。現場の意見が反映される場が必要である〉

四歳児の甲状腺がんを報告したＮＰＯ法人「３・11甲状腺がん子ども基金」の代表理事を務める崎山比早子《ひさこ》さんも、『科学』の同じ号で厳しく問うている。

〈提出されるデータが実態を把握できていない数字であるならば、検討委員会はその設置目的も果たすことはできず、一体何をやっていたのかということになります。検討委員会で発表されたデータにもとづいて論文も書かれていますし、国際会議などにも発表されますから、国際的信用にも関わります。熱心に傍聴を続ける県民やメディアを通じて心を寄せる国民をも裏切ることにならないでしょうか〉

こうした指摘がなされたにもかかわらず、検査の集計から十一人の甲状腺がん患者のいることが二〇一八年七月に判明した。年齢が四歳以下の子どもが一人いた。

津田さんは「取り返しのつかない事態になってからでは遅いのです」と言い切った。

放射線被曝と閾値

首相官邸のホームページ「東日本大震災への対応」に「放射線から人を守る国際基準」の項目がある。シーベルトを「放射線による《人体への影響の程度》を表す、放射線防護のための単位」とし、「がんのリスク」をこう説明している。

〈高い線量を受けた場合、一〇〇〇ミリシーベルト当たり一〇パーセント（短期間の被曝）または五パーセント（何年にもわたる被曝）程度、がん発生率の増加がある。なお、一〇〇ミリシーベルト以下では、科学的には確認されていないが、これと同じ割合でがん発生率の増加（＝一〇〇ミリシーベルトで一パーセントまたは〇・五パーセント）するリスク

がある、と放射線防護上想定している〉

だが、福島県が実施した原発事故後四カ月間に受けた外部被曝線量の推計調査の報告書には、次の記述がみられる。

〈これまでの疫学調査により、一〇〇ミリシーベルト以下での明らかな健康への影響が確認されていないことから、四カ月間の外部被曝線量推計値ではあるが、「放射線による健康影響があるとは考えにくい」と評価される〉

ちなみに、この調査は〈原発事故後の四カ月間に「いつ」「どこに」「どのくらいいたか」といった行動記録から、その期間に各個人が受けた放射線による外部被曝線量を推計します。この調査は、空間線量の最も高かった時期の一人ひとりの外部被曝量を推計する唯一の方法です〉と説明し、〈全回答率は二七・〇パーセント〉だった。

これに対して津田さんは、強く異を唱える。

「広島と長崎のデータの全がんで統計学的に有意がないことを、一〇〇ミリシーベルト以下の放射線被曝で、がんは発生しないとしている。明らかにリスクコミュニケーションの原則に反します」（現時点では広島・長崎のデータで統計的有意差も示されているし、他の被ばく事例では六〇年前から示されている）

津田さんは二〇一五年八月にブラジルのサンパウロ市で開催された国際環境疫学学会で日本の実情を報告し、意見交換をしてきた。二〇一三年のバーゼル、二〇一四年のシアトルに次ぐ参加だった。

「福島の甲状腺がんの分析結果は随時、発表してきました。大いに関心を持たれたものの、高すぎるという反応以外には違和感なく受け入れられています。海外の研究者で、福島の小児甲状腺がんの多発を、原発事故が原因でないと言う人はいませんでした。また低線量でも、放射線被曝に閾値《しきいち》がないのは世界の常識です。スクリーニング効果や過剰診療での説明がなされている日本国内と大きなギャップを感じました」

福島県民健康調査の初代責任者だった山下俊一・長崎大学副学長は、二人の共同執筆者の一人として専門医の立場から、次のように書いている。

〈甲状腺の放射線被曝は、原爆被爆のような外部被曝および放射性ヨウ素による内部被曝いずれの場合でも甲状腺がん発症リスクとの関連が深く、以下のような特徴が挙げられる。いずれも発がんに関する線量閾値はないものとして放射線安全防護策が順守されている。①被曝線量の増加に伴い甲状腺がんのリスクが増加する。②被曝時年齢が低いほど甲状腺がんのリスクは増加し、五歳以下では特に顕著である。③甲状腺がんのリスク増加は数十年（生涯）続く可能性がある〉

（『原爆放射線の人体影響　改訂第二版』の「甲状腺がん」に収録）

津田さんは公衆衛生の専門家として、記者会見でこう立言した。

「今こそ行政は、被曝の影響かどうかについての因果関係を論じると同時に、メディア対応も含め対策の策定と実行を急ぐべきであると思います。具体的には多発の可能性に備え、医療資源の点検と装備を充実させるべきでしょう。甲状腺がんの手術痕が残らないとされる医用ロボットは福島県立医大にも配置されているようですから、現在、健康保険がきかないとはいっても使用を検討すべきでしょう。次に甲状腺がん症例把握の拡大と充実を図るべきです。その把握の範囲の拡大は、事故当時十九歳以上だった福島県民や、福島県外の住民へも行われなければなりません。さらに、超音波エコーを用いたスクリーニング検査のみに頼る現在の症例把握の方法は、年を経ると共に受診者が減少していくことが予想できますので、被曝者手帳の配備やがん登録の充実などを、医師会の協力も得て行っていくべきだと思います」

対策の遅れから被害が拡大した事例は、公害や薬害の過去の大事件を振り返るまでもない。津田さんは著書『医学者は公害事件で何をしてきたか』で次のように指摘した。

〈水俣病事件は、熊本県や国によって法律が守られず、その一方、学会やメディアを通じた公開討論も行われない中で、裁判を続けるしか水俣病患者には選択肢がなかったのである。恐ろしいほどの科学的・社会的・精神的な後進性を引きずる国に我々は住んでいることを自覚する必要がある。多くの先進国では、科学的根拠に基づいた政策立案という方法論が学問上も実際上も進んでいる〉

そのことは原爆症の認定問題にもあてはまる。入市被爆者は長い間、無視されてきた。残留放射線の影響を考慮しなかったのである。

「事情があって避難できない人は、放射線量の高い場所にいる時間を減らすだけでも被曝量は変わります。正確な情報と知識を提供すべきです」

そう主張してから、津田さんは「人間の命の問題ですから、真摯に受け止めてほしい」と強い口調で締めくくった。

過小診断・萎縮診療の検証

第五十八回日本社会医学会総会が二〇一七年八月、北海道医療大学で開催された。原爆編の第三章「慢性原子爆弾症へのアプローチ」で紹介した東神戸診療所長の郷地秀夫さんは、「福島県の小児甲状腺癌《がん》検査における過小診断・萎縮診療の検証」と題して講演した。貴重な報告なので、レジメを紹介したい。

【目的】二〇一一年三月の福島第一原発事故後、福島県における子供の甲状腺エコー検査で、甲状腺癌が多数見つかっている。しかし、行政や、専門家で構成される関連の検討委員会では、放射線被曝との関係は考えにくいとしている。また、一部から「治療の必要ない潜在性甲状腺癌を見つけ出し、手術している」という過剰診断・過剰診療の声も聴かれるようになっている。しかし、実際には、検査年度が進むにつれ、逆に過小診断・萎縮診療の心配がでてきている。甲状腺癌診断に対する消極的姿勢は、手術適応の甲状腺癌の発見を遅らせかねない。甲状腺癌の診断には甲状腺の針生検・細胞診検査が欠かせない。疑い病変に対する針生検施行率は年度ごとに顕著に減少しており、甲状腺癌の診断に非常に消極的になっていることが伺われる。福島甲状腺検査の過小診断、萎縮診療の問題について検証する。

【方法】福島県「県民健康調査」検討委員会が発表してきた、甲状腺エコー検査の結果を分析する。年度ごとの細胞診検査施行率の年次推移等を整理し、細胞診検査の施行率の減少について検討を加え、その意味を論じる。

【甲状腺細胞診検査の年次経過】甲状腺癌の診断には、病変を針で刺して細胞を採取し、癌細胞を確認する針生検細胞検査が行われる。福島県の甲状腺検査では、一次エコー検査で要精密とされた子供たちを対象とした二次検査で行われている。二次検査で、腫瘍性病変を否定できない場合、通常診療に分類される（約七割）。その中で、癌の疑いがある場合、基準に従って針生検・細胞診検査が行われる。各年度の通常診療に対する細胞診検査の施行率を示すと、初年度の平成二十三年度は、避難警戒区域など一三市町村の、四七七六八人を対象とした甲状腺エコー検査が行われた。四一八一一（八七・五％）が受診し、二次検査対象者は二二二一人（〇・五三％）で、受診者は一九七人（八九・一％）であった。その中、通常診療（いわゆる要診療フォロー）は一四三人（七二・六％）で、甲状腺癌の疑いがあるとされた九二人（六四・三％）に針生検・細胞診検査が行われている。年度ごとの通常診療に対する細胞診の施行率は、初年度の六四・三％から、四四・三→三一・八→二五・五→一八・七→一九・四→一〇・四→六・三％と年度を追って低下し、三巡目の第二次本格検査では、避難計画区域では九・九％と増えているものの、その後は三・六％→五・三％の低率となっている。これでは甲状腺癌は見つけにくい。

【考察と検討】 要通常診療に対する細胞診の施行率は年々低下しており、甲状腺癌の発見率が低下することが危惧される。年度ごとの甲状腺癌の発見数を記し、対細胞診比率、対通常診療比率、対二次検査受診者比率を併記すると、確かに、細胞診検査率が高ければ、細胞診での癌の発見率は多少、低くなっている。しかし、細胞診検査率が高いほど、甲状腺癌の発見率は、対通常診療、対二次検査受診者ついて高い傾向が認められる。これは、細胞診施行率が低下すれば、甲状腺癌の見落としが、増える可能性が高いことを示している。検診での甲状腺癌の発見率が下がれば、通常診療でフォローされる中で、甲状腺癌の見つかるケースが増えることが考えられる。通常診療で見つかった癌は、検診統計に含まれていない。甲状腺癌の子供を支援するＮＰＯの報告では、こうした子供がすでに六人あったとされている。エコー検査で消極的姿勢が続くことになれば、住民に不利益となる上、放射線との因果関係を調査研究する上でも、不都合を生じ、疫学的検討の意味が希薄となる。そうした意味からも被災者に不利益となる。

【結論】甲状腺・細胞診検査率が年々低下していることは、甲状腺癌の過小診断につながる。甲状腺癌発見に消極的診療が意図的に行われることは、統計結果に操作のバイアス（偏り）がかかると共に、治療が必要な甲状腺癌の見落としにも繋がり、放射線との因果関係の検証上からも住民に不利益をもたらす可能性がある。

第五章　福島が学ぶチェルノブイリ

――子どもたちを守るために――

母親たちの直感

神奈川県相模原市のさがみ生協病院内科部長の牛山元美さんが、ベラルーシ共和国を訪ねたのは二〇一三年三月だった。東京電力福島第一原発事故が起きた後に、母親たちから聞いた証言に背中を押された。この年の十二月に地元で健康相談会が開かれ、母親たちの間から、こんな発言が飛び出した。

「子どもなのに口内炎ができて、なかなか治らなかった」

「福島に行ってないのに、鼻血がだらだら出て、枕が真っ赤になった」

牛山さんは振り返って、こう語る。

「普通の医学的知見から言えば、神奈川あたりの被ばく量では鼻血は出ないはずだと考えました。鼻血が出るとしたら血小板が減ったの？　骨髄がおかしくなったの？　ホットパーティクル（高濃度の放射性微粒子）のせいなら、鼻より先に目から血が出るよ――と考えた末、神経質になっているだけなのではと思いました。しかし、福島から避難してきたお母さんたちの話を聴くにつれ、実際に震災直後に原発に近い場所にいた人の体験談・

実感を否定するだけの確立された医学的根拠はないのではと思い、子どもの異常に気付く母親の直感もまた正しいかもしれないと考え直したのです。私は循環器内科の医師で放射線の専門医でないので、被ばくを気にするお母さんたちに対して自分にできることがあるのだろうかと、最初はためらいもありました。ですが、福島や神奈川で被ばくによる子どもの健康障害を気にして、子どもを外で遊ばせてもいいのでしょうかとか、修学旅行先の放射線量が高いので心配です、と不安をいだいているお母さんたちを前にしたとき、よくわかっていない放射能被害については慎重に予防を優先すべきと考え、特に臨床医として、その訴えをよく聞くことで、不安を軽くしたり健康問題の解決・対策に役立てるかも、と思いました。臨床医として、何よりも、当事者、お母さんたちの話に謙虚に耳を傾けることが、とても大事だと痛感しました」

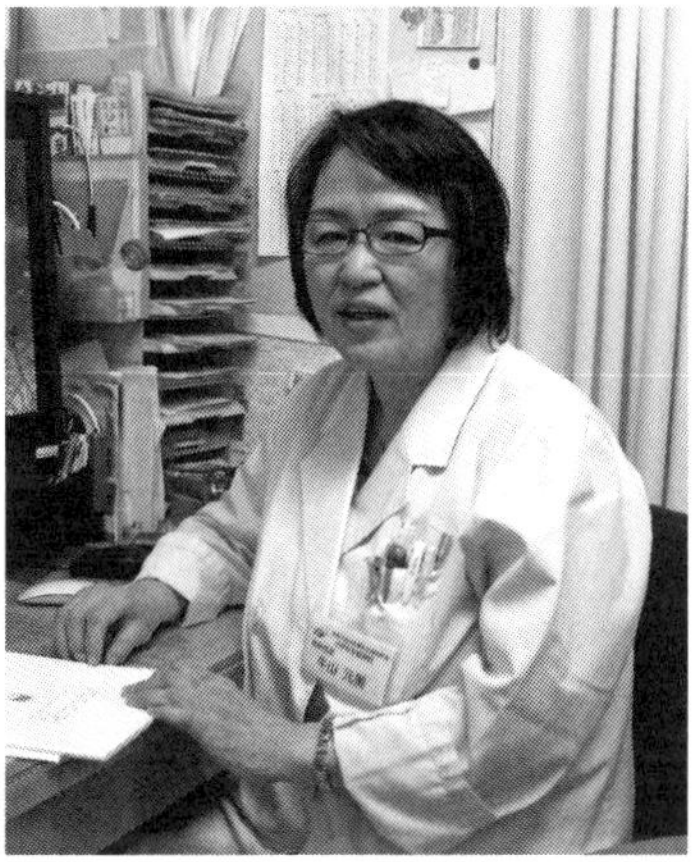
牛山元美医師

牛山さんは臨床医の立場から健康相談会を重ねた。

「健康相談会でお母さんたちが求めているのは、検診だけではなくて、被曝の不安を直接医師に聞いてもらうことでした」

　そうしたなかで牛山さんは、鎌仲ひとみ監督のドキュメンタリー映画『内部被曝を生き抜く』を見て、いたく喫驚する。チェルノブイリ原発の北に位置し、放射能汚染が最もひどかったベラルーシでは、事故当時、鼻血が出たり、血圧が高くなった子どもが多数見られたと、現地の小児科医が証言していた。

「その子たちは、その後どうなったの、甲状腺がんにならなかったの、と自問しても自答できません。そこで、ベラルーシに行ったのです」

　チェルノブイリ原発から三百キロ以上離れた首都ミンスクの女性医師は、自らの体験を話した。

「当時、原発で事故が起きたことなど何も知らされず、私の六歳の息子はいつものように外で遊んでいました。でも、夜になると吐き気を催しました。多くの子どもたちも同じでした。放射線の影響かどうか、放射線医学の専門家と臨床医との間の論争は、今も続いています」

　女性医師自身が甲状腺炎に罹患していると明かすと、牛山さんは訊ねた。

「放射線の影響だと思いますか」

「私には、放射線以外の原因は考えられません」

女性医師は、そう即答した。

このあと牛山さんは、ドキュメンタリー映画『内部被曝を生き抜く』に登場している高汚染地ゴメリ州のスモルニコワ医師や保健所の所長の話に耳を傾けた。牛山さんは「事故直後に鼻血を出した子どもたちが、その後白血病や甲状腺がんになったわけではありませんでした。しかし、甲状腺の疾患や糖尿病など、いろいろな病気が増えていました」と述懐する。

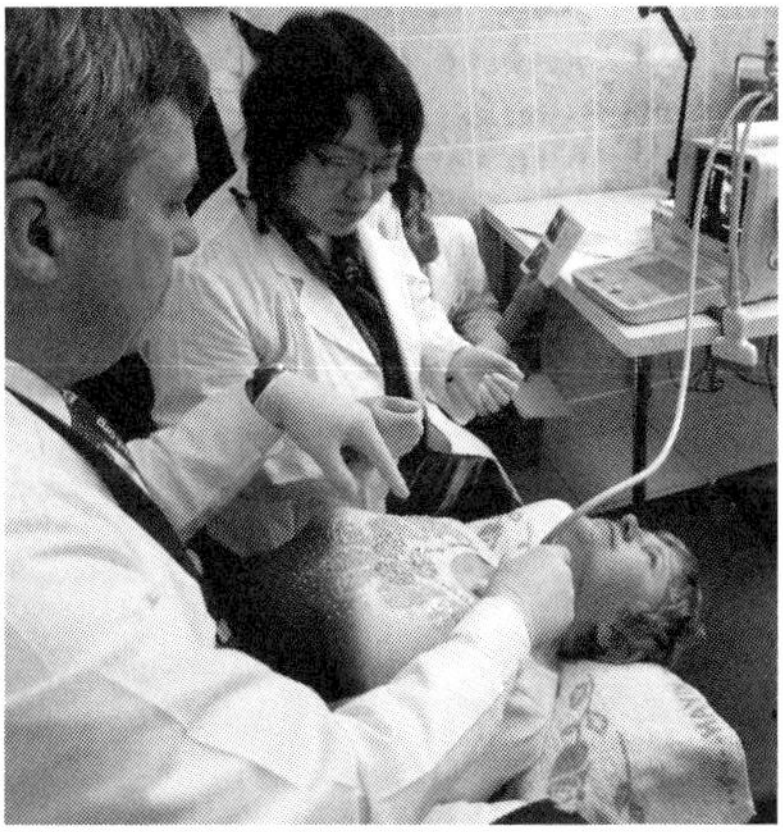
ベラルーシの病院で実習を受ける牛山医師

現地の医師たちは、異口同音に言った。
「放射線の影響だとは立証されていませんが、病気が増えたという事実は事実なのです」
臨床医として、牛山さんは現地の医師の言葉を重く受けとめた。医師たちの次の証言にも、牛山さんは胸を痛めた。
「ベラルーシでは原発事故後、出生率が低下しました。胎児に重度の障害が疑われたため、妊婦さんに中絶を勧めたのも一因でした」

そのことは、ベラルーシ政府の報告書に示されている。汚染度の高かったゴメリ州における十八歳未満の子どもたち一〇万人当たりの疾患罹患率は、原発事故の前年（一九八五年）と十一年後の一九九七年を比較すると、次のようになる。
①バセドウ病などの甲状腺疾患や糖尿病といった「内分泌、代謝及び免疫システム」では三百倍②「消化器系疾患」は二百十三倍③「呼吸器系疾患」は百九倍④「腫瘍性病変」は九十六倍⑤「先天障害」は六・七倍だった。「先天障害」の増加率は他の疾患と比較して低いが、しかし実態は「中絶処置」にあった。
「積極的に中絶処置をしたと聞き、女性として、母親として、臨床医として、たくさんのつらい哀しい思いがあった……と思うにつけ切ないです」

牛山さんを迎えてくれたスモルニコワ医師は「小児甲状腺がん以外の疾患は、放射線の影響だと公式に認められていません」と述べた。鼻血から先天的な障害まで、すべてそうであった。しかし牛山さんは、こうした事実から目をそらしてはいけないと心に刻んだ。

牛山さんが訪れたゴメリ州には、「村の墓」が点在していた。汚染度の高い地区では家という家を壊して土中に埋めたという。「家の墓」は次々に生まれ、最後に「村の墓」となっ

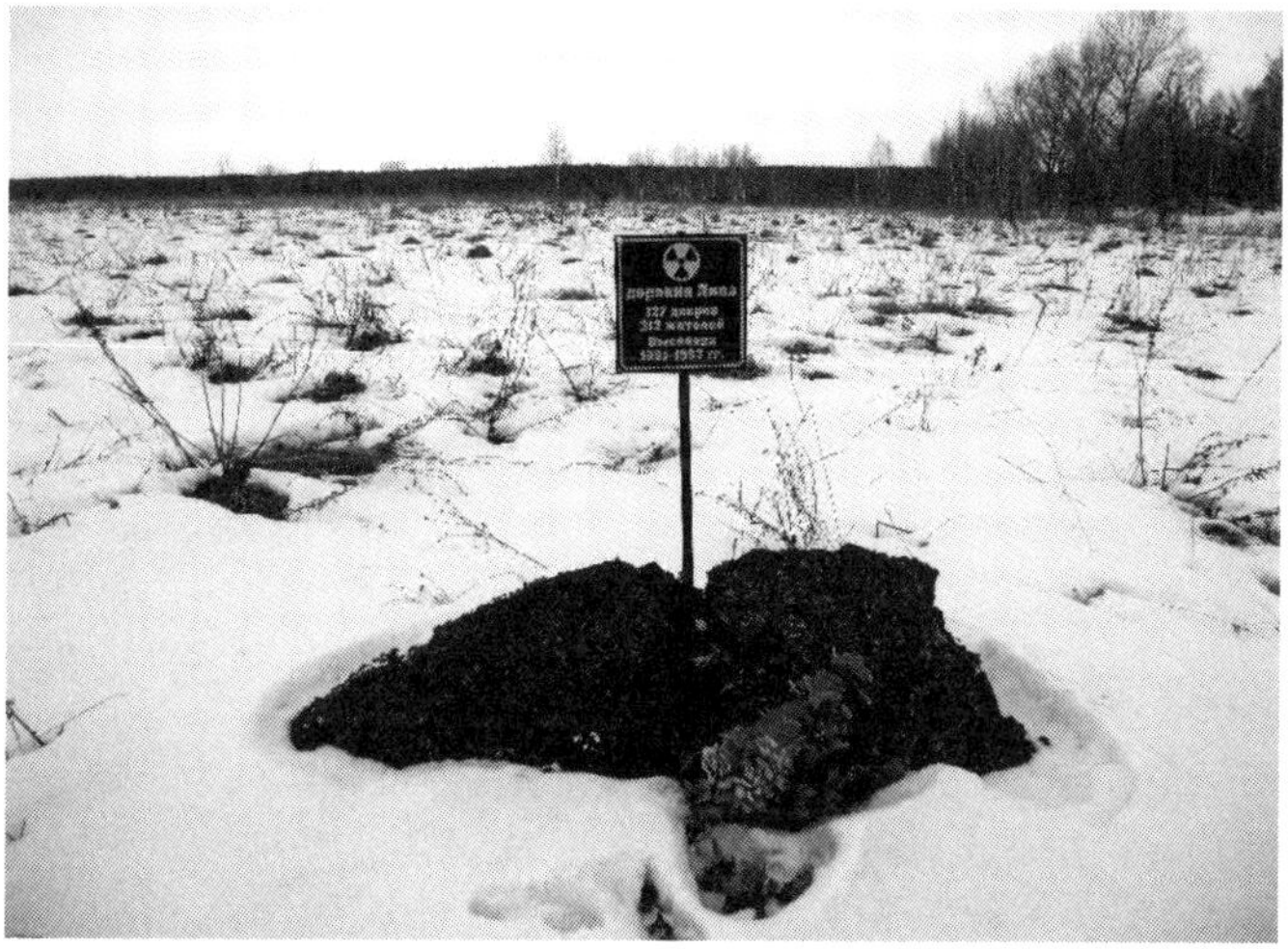

汚染度が高く家屋を土中に埋めたゴメリ州の「村の墓」

た。

牛山さんは、百二十七世帯、三百十二が住んでいた「村の墓」に案内された。

「家屋を地下に埋めてから放射線量は低下したそうですが、掘り返すとまた高くなると言っていました」

続けて牛山さんは、子どもたちの保養に言及する。

「汚染の高い地域に住んでいる子どもたちは、今でも年に二回程度、一回につき三週間の保養に行きます。きれいな空気を吸って、汚染されていない食事をすると、内部被曝量が下がると聞いています。ベラルーシでは土壌の除染はしておらず、今も放射性物質に汚染された物を食べている人たちが多いのです。原因が明らかにされていないとはいえ、慢性的な疾患に陥り、免疫機能の低下も疑われている子どもたちにとって、この保養は健康面で効果があります。年間四万五千人の子どもが国費で保養に行っている聞き、こうした対策は必要だと痛感しました」

この場合の「保養」は、放射線から遠く離れて、自然のなかで一定期間を過ごすことをいう。牛山さんの講演会を開いた「原発を考える会・玉川学園」が会場で配布した冊子『四葉のクローバーのたより　一〇号』は、〈福島で子育てをしている母親にとっては「内部被曝」は日々の生活の中でいまだに大きな問題である〉として、保養の効果について解説している。

〈なぜ保養が必要なの？　医学的には、放射能の影響が少ない地域で一定期間過ごすことによって、免疫力が大きく高まる等、健康面で効果があることが分かっている。実際、二一日間保養することにより、内部被曝の数値が二分の一以下になることがベラルーシのベルラド研究所の調査結果から実証されている。

ベラルーシの保養　チェルノブイリ原発事故以来、その被害は今も「現在進行形」。事故との因果関係ははっきり証明されていないが、子どもの免疫機能の低下症状、特に慢性的な疾患、内臓機能の低下を示している子どもが多い。ベラルーシには、放射能汚染という現実と付き合ってきた二九年の歴史があり、健康を守るための検査システムや保養プログラムの取り組みには私たちが学べる部分が多い。国内には国立の保養所が一四カ所、三歳から十八歳までの子どもが利用できて全て無料。最低二一日間滞在、年間四万五千人の子どもが国費で保養されている。

日本の保養　一九八六年のチェルノブイリ原発事故の影響を受けた子ども達を日本の市民グループが保養のために受け入れをしてきた。三・一一以降、これらのグループが福島の子ども達の保養を始め、また新たな市民グループが全国で三四〇ほど立ち上がったが、全体で一万人弱の子どもしか受け入れることができない。十八歳以下の子どもは福島だけでも三六万人いる。現在、先のグループが沖縄に長期滞在できる施設をつくったり、日本の状況に合わせた保養のかたちが模索されている〉

牛山さんは、ベラルーシ医学アカデミーで医師たちとの対話を重ね、超音波エコー診断などの実習を受けて帰国の途についた。

「被曝も不安も、少ないほうが良い」

「わずかな被曝でも将来、発がんを増やす可能性があります。放射線量を計るなどして、可能な限り被曝を減らしましょう」

東京都町田市で二〇一五年十二月に開かれた講演会で、牛山さんはそのように強調した。演題は「被曝から子どもを守るために〜福島そして東京へ」だった。

牛山さんは二〇一四年に福島県内の帰還困難区域で測定された二つの線量値を、スクリーンに映し出した。一つの線量計は地上一メートルで毎時四八マイクロシーベルトの線量が示され、近くの水たまり場で測定した線量は毎時一〇六〇マイクロシーベルトだった。

「東京電力福島第一原発事故による放射性降下物は雨とともに移動していきます。山中や川底だけでなく、排水溝や道路の路肩、それに草むらなどに溜まっている可能性があります」

続けて牛山さんは、半減期が三十年のセシウム137に言及した。

「放射性セシウムは砂粒に付着し、その砂粒は雨に任せて移動し、雨の溜まる場所に集まります。事故の直後より線量の高いミニホットスポットが新たに形成されているのです。このことを知ってほしい」

ところで福島県農業総合センターは二〇一二年二月に、「切り干し大根の放射性物質による二次汚染とその原因」を突き止める実験を行っている。県内の六カ所で採れた大根を乾燥機で乾燥して放射性セシウムの濃度を測定したところ、放射性セシウムは検出されなかった。

次に汚染されていない大根を千切りにして、空間線量や風の通り方や高さの異なる次の五カ所の干し場（農業総合センター内）に、二月十五日から六日間置いて乾燥させた。

①松の樹幹のそば（根元）②乾燥小屋③鉄筋ビルの軒下の壁際。以上はいずれも地表に設置し、③は①と②に比べて風通しが悪く風が吹き溜まる場所である。④乾燥小屋の地表一メートル⑤乾燥小屋の地表二メートル。

この結果、切り干し大根の干し場によって放射性セシウムの汚染に差異がみられ、その濃度は③が最も高く、逆に⑤が最低だった。壁を背にした地点や、地表で塵《ちり》の付着が多い場所に置いた切り干し大根から、高い濃度の放射性セシウムが検出された。

塵の舞いやすい場所を避けることで、切り干し大根の二次汚染を防ぐことができる――

と実験結果は示している。

この実験を受けて、牛山さんは次のように解説する。

「モニタリングポストは地表一メートルで測定していますが、地表に近い所には想像以上に高濃度の放射性物質が漂っている可能性があり、大人はともかく、よちよち歩きの赤ちゃんは放射性物質が混じった空気を吸い込んでいるかもしれません。放射性物質がいまだに身近に漂っている可能性は否定できません。日光の中禅寺湖では、事故直後よりも放射性セシウムの高い、基準値をはるかに上回る魚が見つかりました。森が除染されていないので、雨が降るたびに放射性物質が湖に流れ込んでいると推測されます。こうしたことを認識し、追加被曝線量が年間一ミリシーベルトを超えないようにしたいものです」

さらに牛山さんは「被曝も、不安も、少ないほうが良い」と語り、不安について述べた。

「不安や疑問を口にすると、風評被害だと非難される社会でいいわけがありません。しっかり話しあい、聞き合うことが大切です。健康が気になれば医師に相談してほしい」

牛山さんは福島県郡山市の病院で月に一回、宿直勤務を続けて福島の声に耳を傾けてきた。専門外であった甲状腺エコー診断を学び、首都圏に降り注いだ放射性降下物の影響を心配する人には、甲状腺エコー検診で不安の解消に応えた。

実践の臨床医、牛山さんは言い切った。

「医者は無口ではいけません。パソコンではなく、相談者の顔を見て、話を丁寧に聞き、わかりやすく話すことが大切です」

甲状腺がんの「家族の会」と「子ども基金」が発足

東京電力福島第一原発事故から五年が過ぎて、健康相談にみえられるお母さんたちの不安と不信は募るばかりです。甲状腺がんが増えているけど、自分の子は大丈夫だろうかと、それは不安になりますよね。政府と福島県は放射線の影響を否定していますが、そのことを強調されると、かえって不信が強まるようです」

牛山さんは無念そうな表情をうかべて、そう話した。

なにより深刻なのは、甲状腺がんと診断された子どもと家族である。周囲の目を気にして孤立に追い込まれ、悩みを深める家族も少なくないという。そこで、患者の家族同士が交流し、情報交換をしていこうと二〇一六年三月十二日、「3１１甲状腺がん家族の会」が設立された。まず男女五人の患者と家族が参加し、今後は会員を募っていくことにした。

設立趣意書にこうある。

〈福島原発事故で大量の放射性物質が放出し、私たちと私たち家族は被曝しました。福島原発事故が原因でないと否定する根拠は見当たりません。私たちの子どもたちは、唐突に甲状腺がんと宣告され、その瞬間から、がんと向き合わざるを得ない人生を強いられています。(中略)今後、患者の治療および生活の質を高めることができるように情報交換を行い、家族間の交流で見えてきた様々な課題の解決のために取り組んでいきたいと思います〉

原発事故に遭った人たちの健康相談を続けていることもあって、牛山さんは「家族の会」の世話人となった。

「県民健康調査を受けられた子どもの親御さんから、検査のときに当初は十分な説明がなく、その場では質問にも答えてもらえず、数カ月してから簡単な報告書が届いたけれど、嚢胞《のうほう》や結節の意味もわからず、被曝との関係もわからない、どうすればいいのか途方にくれている――との声をたくさん聞きました。再度、甲状腺エコー検査をして、エコー画面を見せながら説明すると安心されます。そのうえで被曝を減らす手立てなどについてお話します。気持が前向きになれる、現実に向かい合えると言っていただき、臨床医としての助言がお役にたてるかもと思い、世話人を引き受けたのです」

そう語る牛山さんは原発事故の直後、当時、小学三年と中学二年だった子どもたちを、親戚のいる九州の佐賀県に避難させた。大爆発に至らなかったので春休み明けに戻したが、医師として母親として子どもを守ろうと懸命だった。それだけに甲状腺がんと診断された子どもと家族に寄り添う気持ちは強い。「311甲状腺がん家族の会」の設立記者会見で、牛山さんはこう述べた。

「今回、診断された甲状腺がんについて、お子さん本人も、親御さんたちも、とても悩んでいます。あの頃の食事がいけなかったのか、放射能汚染を気にせずに食べさせたからなのか、外で遊んでいたのがいけなかったのか、自転車で通学していたのがいけなかったのか、それとも遺伝的なものなのか……とご自分を責める声を聞くのはつらいものです。実は、手術を受けた後に再発した方が複数おられます。再手術の前に、治療方法についてのセカンドオピニオンを希望される方も当然いらっしゃるわけですが、福島県内では県立医大に行くようにと言われ、相談に応じてくれる医療機関も少なく、実現が困難な状態です。

より良い医療を受けたいという、患者として、その親として、当然の願いを、実現させていくべきです」

代表世話人に就いた河合弘之弁護士は記者会見で、「被害者が救済されるようにしていかねばならない」と訴えた。牛山さんは、「甲状腺がんになっても、ベストな治療を受けて不安を減らし、より安心して生活できるように、臨床医として力を尽くしたい」と語った。

なお「家族の会」は二〇一六年八月、福島県に次の五点を要望した。

1　甲状腺検査の縮小に向かうような検査の見直しは行わないでください。むしろ検査期間の短縮や対象年齢の拡大など、検査を拡充して下さい。

2　検診を受けやすい環境の整備や甲状腺がんに対する正しい情報の発信により、検診率の向上に取り組んでください。

3　現在、発生している甲状腺がんが、「過剰診断」によるものなのか、きちんとした調査を実施してください。

4　医療支援（サポート事業）は、事後手続きによらない簡潔な方法に変更してください。また県民健康調査以外で甲状腺がんと診断された患者（事故当時十八歳以下）も、医療支援が受けられるようにしてください。
5　甲状腺がん患者の声を反映させる仕組みを整備し、治療環境を向上してください。
こうした要望書を提出するにあたって、「家族の会」は率直な気持ちを述べている。

〈私たちはいま、甲状腺がんがあたかも簡単に治る病気であるかのような言説により、検査を受けないことを推奨するような風潮が広がっていることに、大きな懸念を抱いています。確かに私たちも、子どもが、甲状腺がんと診断された時、大きな不安を抱きました。しかし、もし検査を受けずに、発見が遅れていたとしたらと考えると、その不安の比ではありません〉〈私たちの経験から言えることは、福島県で暮らす一人でも多くの住民がきちんと検査を受けて欲しいということです。そして、早期に治療を受けられるような医療環境の整備を心から望みます〉

（「311甲状腺がん家族の会」のホームページ）

東京電力福島第一原子力発電所の事故は、平穏であった県民の日常を壊し、家族を不安の海に落としたのである。
そして二〇一六年七月二十日、甲状腺がんなどに苦しむ子どもを支援するNPO法人

「3・11甲状腺がん子ども基金」が発足した。第四章で紹介したように、事故当時四歳だった男児が甲状腺がんだった事実を、記者会見で公表したことで知られる。基金の発足について報じた『毎日新聞』などによると――医学博士で、元国会事故調査委員会委員の崎山比早子《ひさこ》さんが代表理事を務める。基金の給付対象者は、原発事故当時東日本の一六都県在住で、十八歳以下だった子どもを想定している。

「3・11甲状腺がん子ども基金」のホームページから、「設立趣旨」を紹介したい。

〈チェルノブイリ原発事故後、子どもたちの間で小児甲状腺がんが急増しました。福島県民健康調査でも、多くの子どもたちが甲状腺がんと診断され、手術を受けました。リンパ節転移や遠隔転移、再発など、深刻な症例が報告されています。福島県外においても、自治体や民間の自主的な検診により、子どもたちの甲状腺がんが報告されています。政府は、東京電力福島第一原子力発電所事故の影響による健康被害は起きないとしており、包括的な支援策が一切とられていない状況です。

こうした中、甲状腺がんと診断された子どもと家族は孤立し、度重なる診察や通院費用などの面で経済的に困窮したり、進学、就職、結婚、出産などの度に壁にぶつかったりし

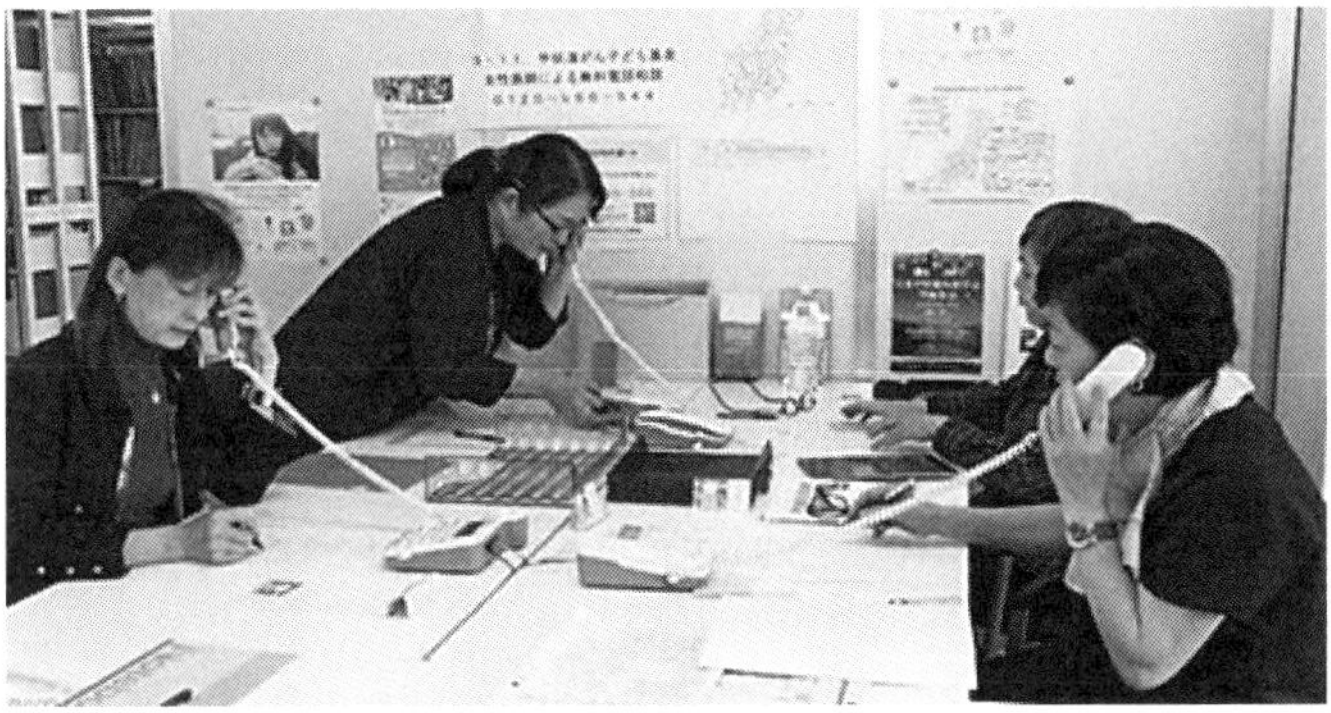

3・11 甲状腺がん子ども基金の電話相談（2017 年 9 月 24 日）

ています。また再発や転移により、一生、治療と向き合わなければならないケースも出ています。このような状況を解決するためには、治療費や通院費などの給付を含めた経済的支援はもちろん、多様かつ継続的な支援体制が欠かせません。また被曝による健康影響には、甲状腺がん以外の甲状腺疾患や白血病などの血液系のがん、乳がんを含む固形がん、非がん系の疾病など、様々な病気があり、これらの健康被害を見据えた上での、調査や対策が必要です。「3・11甲状腺がん子ども基金」は、独立性の高い資金によって、甲状腺がんの子ども等を支援するとともに、原発事故による健康被害状況の調査・把握を行っていきます〉

牛山さんは「311甲状腺がん家族の会」世話人を務め、「3・11甲状腺がん子ども基金」の顧問に就いている。原発事故から七年を迎えた実情を踏まえて、こう訴える。

「放射能の影響は、低線量の場合、ただちに現れなくても、数年、数十年たって明らかになることがあります。広島・長崎の被爆者を七十年にわたって調査し続けている放射線影響研究所の報告書（原爆被爆者の死亡率に関する研究［ＬＳＳ］第十四報、二〇一二年）には、〈どんなにわずかな被ばくでも癌を増やす、安全だと確実に言えるのはゼロ線量しかない〉と明記してあります。事故後七年間に福島で見つかった二百人近い小児・若年者の甲状腺癌が原発事故による被ばくの影響を受けているのかいないのか、まだ断定できないことは、科学者ならわかるはずです。もっと慎重に調査や研究を進めるべきなのに、なぜか甲状腺エコー検査そのものを縮小しようとする動きが今大きくなっています。原発事故直後の放射性ヨウ素による初期被ばく量がほとんど測られていないのに、健康障害が出ない、と言うのは無責任です。また、いろいろな条件をつけて、甲状腺がんと診断された全数を集計していない県民健康調査の結果は信頼に値しません。成人例に比べ男性の割合が多いこと、進行速度が速いこと、再発や転移例が多いことなど、多くの謎を解明すべきです。そして、甲状腺がんとなった子どもたちが最良の治療を受けて、皆元気に幸せな人生を送れるよう、できる限り尽力したいと思っています」

「日本政府の人権感覚を疑う」

法律は国会で定めるが、規則は各省庁が法律を受けて決める。労働安全衛生法に基づくのが電離放射線障害防止規則である。その五六条は、放射線業務に携わる従事者に、半年に一度の定期健康診断を実施するように求めている。

では、医療現場はどうなのか。牛山元美さんによると、CT（コンピューター断層撮影）検査やレントゲン撮影に従事する技術者と医師、看護師は現場では放射線防護エプロンを着用している。

「エプロンと言っても、鉛が入っているので重いですよ。でも、みんなせっせと着けています。甲状腺を守るために首につけ、腰に着けるのは卵巣を守りたいからです」

さらに牛山さんは、電離放射線健康診断について説明する。

「白血球数から白内障や皮膚の検査などもあります。年間にして、せいぜい二ミリシーベルトくらいの被曝だと思いますが、それでも検査を続けているのです」

ゆえに牛山さんは、政府が「年間被曝量が二〇ミリシーベルトまでは安全」とする帰還の目安に強く反対して、「二〇ミリシーベルトを許さない医師の会」結成に加わった。

「二〇ミリシーベルトまでの帰還を認めるならば、住民にも医療従事者なみの定期健康診断を徹底すべきです」

全国のママたちが「子どもたちを守ろう！」と立ち上がり、その活動を報告している雑誌『ママレボ　一〇号』に、牛山さんは次の一文を寄せた。

〈発がんを国民の自己責任にしようとする責任転嫁、健康的生活を営むという基本的人権の侵害、経済効果を優先し健康障害のリスクを明らかに軽視する今回の指針は、医師として許せない〉

低線量被曝を過小評価するのはチェルノブイリ原発事故でも同様で、小児甲状腺がんに限ってしか放射線の影響を認定していない。ベラルーシを訪問して牛山さんは、多くの疾患が増えていることを現地の医師から聞かされた。

「放射線の影響でなくて、どうして病気が増えるの、というのが素朴な疑問だと思います。でも、健康障害の立証は非常に難しい。原爆症の認定問題もそうだし、水俣病やスモンなどの薬害にしても、被害を受けた人たちが因果関係を立証しないといけない。日本の政府は昔から同じことをしているのだ、とつくづく感じます」

だから牛山さんは「原発は人権問題です」と強調し、国連人権理事会の「健康に関する権利」の特別報告者アナウンド・グローバー氏の勧告を重視する。

「最新の科学的な証拠に基づき、人権を基礎において、年間一ミリシーベルトまでに抑えるべきだ――と勧告しているのに、政府は聞き入れていません。私は日本政府の人権感覚を疑います」

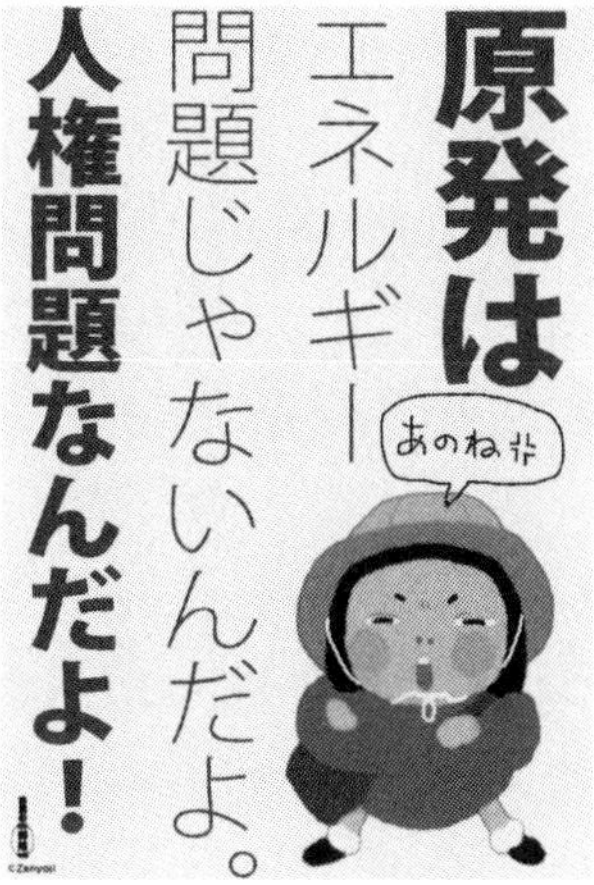
原発は
エネルギー問題じゃないんだよ。
人権問題なんだよ！

「健康を享受する権利」を守るためには、「年間二〇ミリシーベルトではなく一ミリシーベルト以下」と指摘したグローバー勧告について、国際人権NGO「ヒューマンライツ・ナウ」事務局長で弁護士の伊藤和子さんは、二〇一四年にインタビューした折に、こう話された。

「国際社会のコンセンサスから逸脱した言動は、日本の信用をおとしめています。人権尊重という国際社会の基本的な価値観や常識には謙虚であるべきです」

ヒューマンライツ・ナウは著書『国連グローバー勧告――福島第一原発事故後の住民がもつ「健康に対する権利」の保障と課題』で、この勧告は〈人権の視点からの政策の抜本的転換〉を求めたとして、次のように解説している。

〈低線量被ばくの健康影響に対する過小評価や、「安全」を強調して被害者・潜在的な被害者を切り捨てるという方向ではなく、最も放射線の影響を受けやすい人びと、たとえば子どもや妊婦、若い世代などへのリスクを最大限に考慮して、その健康被害を防止するために必要とされる効果的な政策をとることを強く求めています。

グローバー氏の報告書は、「二〇ミリシーベルト」を避難基準とし、「一〇〇ミリシーベルト以下の被ばくの健康への影響は証明されていない」とする日本政府の姿勢に対し、これとは異なる最新の疫学研究などがあると丁寧に指摘、低線量被ばくの影響が否定できない以上、政府は妊婦や子どもなど、最も脆弱《ぜいじゃく》な人びとの立場に立脚すべきだとし、「避難区域、及び放射線の被ばく量の限度に関する国家の計画を、最新の科学的な証拠に基づき、リスク対経済効果の立場ではなく、人権を基礎において策定し、年間被ばく線量を一ミリシーベルト以下に低減する」よう求め、移住、住居の確保、雇用、教育、その他の必要な支援を、年間一ミリシーベルトを超える地域に居住し、そこから避難、あるいはそこに帰還したすべての人に提供するよう勧告しました。

また、福島県が実施している健康調査のあり方は不十分だとし、放射線量年間一ミリシーベルトを超える地域に住む人全員とすべての原発労働者に対する長期的・包括的な健康検査を実施することを求めています。さらに、原発事故後のすべての政策決定から住民・被害者が排除されている実情を強く警告し、住民が意思決定に参加するメカニズムをつくるように強く求めています〉

今、この国に求められているのは、人権にもとづいた健康対策である。

「11311疫学調査団」を結成

東京電力福島第一原発事故による放射線と放射性物質は今後、人体にいかなる影響を及ぼすのか――この課題に取り組んでいるのが「11311疫学調査団」で、鹿児島県霧島市の開業医、横山富美子さんが代表を務める。二〇一五年十月にNPO法人に認可された。

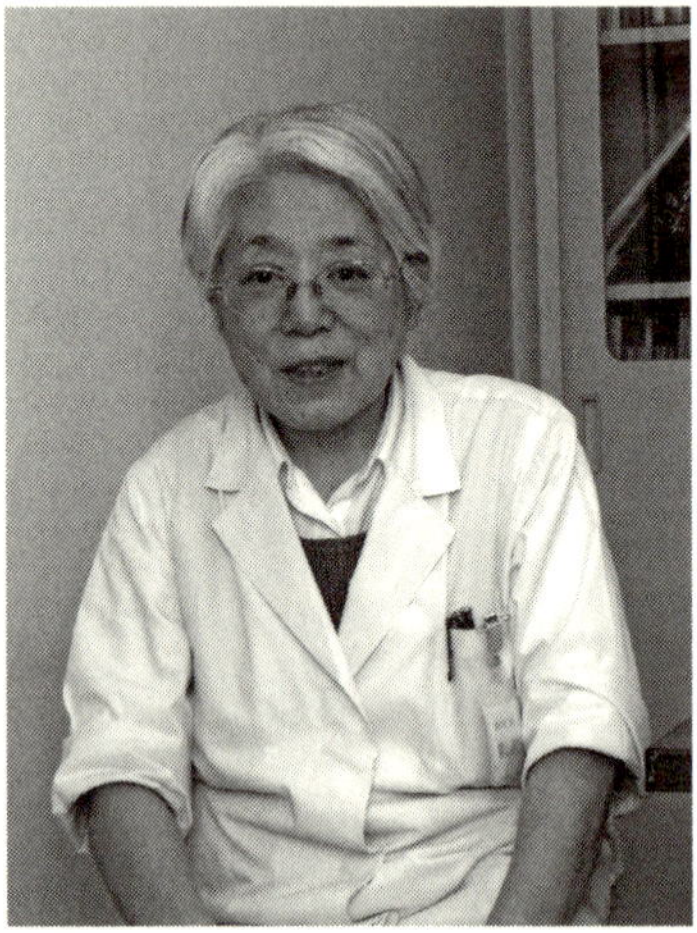
横山富美子医師

さがみ生協病院内科部長の牛山元美さんは「同じ臨床医として横山先生の熱意にうたれました」と語り、調査に協力している。そこで横山さんを訪ねて、抱負を聞いた。

「福島で原発事故が起きたとき、臨床の内科医として何かしなければいけないと急かされたのです。大量の放射性物質が放出されたとはいえ、政府や公的機関は『人体への影響はみられなかった』というこにしてしまうのではないかと危惧しました。そこで放射能で汚染された地域から遠く離れた鹿児島県と福島県など東北の居住者に協力を求めて、定期的な検診を二十年以上かけて行うなかで比較調査をしていこうと思い立ったのです」

横山さんは原発事故の七カ月後、検診の参加者を募る広告を地元紙に載せた。東北の対象者は事故当時、福島第一原発から九十キロ圏内の居住者とした。横山さんは振り返る。

「日曜日に実施している東北検診の会場は、宮城県のクリニックさんが診察室や処置室などを使わせてくださり実現しました。個人の力には限界があるので、こうした協力が得ら

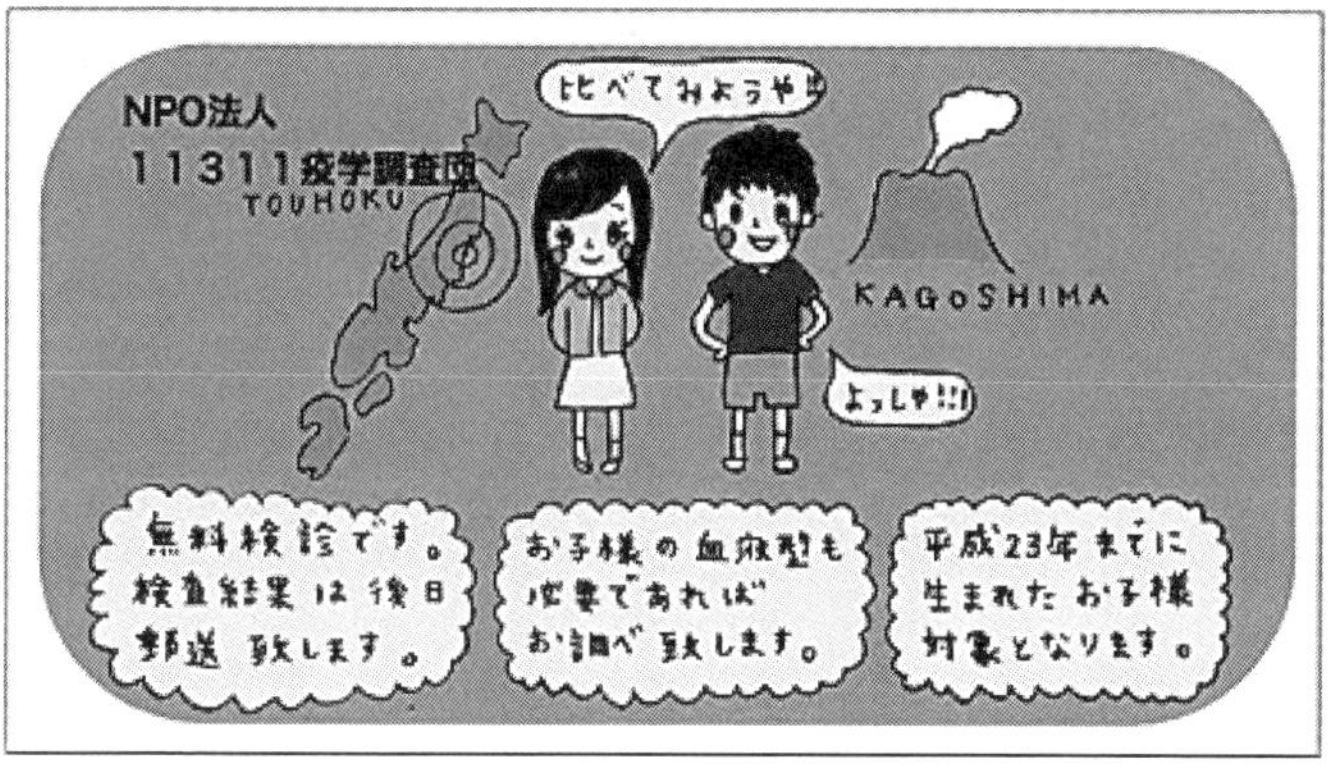
NPO法人
11311疫学調査団
TOUHOKU
比べてみようや!
KAGoSHIMA
よっしゃ!!!
無料検診です。検査結果は後日郵送致します。
お子様の血液型も必要であればお調べ致します。
平成23年までに生まれたお子様対象となります。

れたのは心強かったです」

NPO法人「11311疫学調査団」の定款にこうある。

〈検診参加者には、その検診結果をできるだけ早く通知することによって、各自が自ら健康状態を把握できるようにしたい。もし、がんを疑う所見があれば、早目に精査し、健康回復を支援することも大きな目的とする〉

牛山さんは健康相談の会場で、母親の話から「疫学調査団」が血液検査や甲状腺エコー検査を無料で実施していることを知った。

「羽田空港で横山先生にお会いして、協力を申し出たのです。この調査の意義をかみしめました」

牛山さんには、行動する臨床医として共感するところがあったようだ。さらに宮城県の医師は、横山さんが毎月通って検診を続けていた役目を交替してくれた。参加者の募集は締め切ったが、医師たちの支援を得て約千四百人を対象に健康診断と血液検査などを続けている。目下のところ大きな有意差はみられないという。

「検診の参加者に子育て中の母子が多いのは、それだけ健康のことが心配だからだと思います。疫学研究という意味では少ない人数かもしれませんが、臨床医の立場から一人一人の健康を最優先していくなかで得られる調査と研究のデータは貴重だと確信しています。歴史的な時期に居合わせた医師として、徒労を恐れずに続けたい」

そして横山さんは、強調するのだった。

「真実を知り、臨床に活かし、疾病予防につなげていくのは職業人として当たり前の姿勢です。どのくらいの健康被害を引き起こすのかわからない今の段階では、避難が最も賢明な予防策だと思います」

食による内部被曝の拡散を懸念

「ハブ退治の方法を考えていたとき、原発問題に直面したのです」

ハブは毒性の強い蛇で、沖縄や奄美大島などに生息している。「11311疫学調査団」の代表を務める横山富美子さんから、そう打ち明けられたとき、私はたぶん首を傾げたことだろう。横山さんは微笑んでから、当時を回顧した。

「フルタイムの勤務が困難な子育て中に、奄美大島の診療所の嘱託所長をしたことがあります。そのときハブに咬《か》まれた患者さんを何度か見ました。それで、ハブをなんとかしなければと思ったのです」

そこで横山さんがひらめいたのが、農作物に寄生するウリミバエを退治した「不妊虫放飼法」だった。ウリミバエを大量に人工飼育し、放射性のコバルト60で外部照射して不妊化させる。そうして野外に放すと、メスが産んだ卵の中に、ふ化できないものが多くなっていき、次世代のウリミバエは減少していった。横山さんは、ハブを不妊化させる方法はないかと考えこんだ。

「相手はハブなので、捕獲して放射線を照射してから野に放すのは難しい。そこで生殖腺に集まりやすい核種で内部被曝させようと考えたのです。ハブが好物にしているネズミの腹腔内に放射性物質を注入すれば、ネズミを食べたハブの生殖腺に放射性物質が蓄積するので、これで不妊化できるかも知れないと、実験系として発想してみたのです」

横山さんは目を見開いて、ひとつ頷いてから続けるのだった。

「ネズミやハブの体内で代謝されることなく、しかも半減期が長いプルトニウムはどうだろうかと調べるうちに、私は打ちのめされたのです。プルトニウムは非常に毒性が強く、消化器官に入った場合、便として排出されるので環境が汚染されてしまう。それに何より核兵器の原料であり、原発が生み出す高レベル放射性物質なのです。このとき私は、原発に反対しなければいけない、と痛感しました」

原発事故で多種多様な放射性物質が放出されると、ウリミバエが「放射線照射」で退治されたように、それこそ「人間退治」になりかねない。横山さんはプルトニウムを生成する原発の危険を訴えようと、鹿児島県医師会の機関誌に「医師の立場から見る原発」と題する論考を投稿した。だが、原稿は見送られた。

「放射線の人体害は理解できるが、原発に反対するという政治的な問題に対して会報に載せるのは適当ではない、という理由でした。政治の問題ではなく、私たちの命の問題だと思うのですけどね」

それから二十年以上の歳月が流れ、東京電力福島第一原発で大事故が起きた。

「原発事故で放出された多くの放射性核種が、今も放射線を出し続けています。人間はこれを安定原子に変えることができません。特に原発を稼働することによって生じる自然界にないプルトニウムなど質量の大きな放射性物質は、半減期がとても長く、これから先ずっと環境を汚染し続けることになります。放射性物質を安定原子に変えることのできる核変換技術が得られるまで、原発は稼働すべきではありません」

そう明言してから、横山さんは次のように提言する。

「文部科学省が示した放射性セシウム134による土壌汚染の分布を見ますと、福島県のみならず、関東地方、東北地方の近隣県にまで及んでいます。被曝は空間線量だけでの問題ではありません。流通する食を通して、遠く離れた鹿児島県の在住者も被曝にさらされます。だから私は、手厚い補償のうえで、線量の高い汚染地域から子どもを移住させ、そうした汚染地での農畜産物の生産も中止したほうが良いと思います」

横山さんは医師の立場から、流通する食を通して内部被曝が拡散することを、いたく懸念するのだった。

母乳から放射性ヨウ素を検出

西武池袋線の練馬駅で降りて、在宅療養を支援している「すずしろ診療所」を訪ねた。所長の黒部信一さんは小児科医で、医療被曝の低減運動を起こし、小中学校の胸部X線検診を廃止させたことで知られる。そうした縁でフォトジャーナリストの広河隆一さんが代表（当時）の「チェルノブイリ子ども基金」に誘われ、現在は顧問を務めている。

二〇一一年三月に東京電力福島第一原発事故が起きるや、「日本の子どもたちも救援しよう」と、黒部さんは六月に「未来の福島こども基金」を創設して代表に就いた。

「チェルノブイリの現実を見てきた小児科医として、福島の子どもたちを高濃度汚染地帯から避難、いや移住させてほしいと訴えました。チェルノブイリには二度と戻れない地域が現存している事実があり、その教訓を生かすべきだと思ったからです。しかし、政府は動きませんでした」

黒部さんたちは内部被曝を避けるために、食品の放射能を測定する機器の寄贈運動を始める。さらに黒部さんは、母乳の影響調査がなされていないため、「母乳調査・母子支援ネットワーク」の呼びかけ人の一人になった。

ネットワークの女性が知人らに呼びかけ、茨城県や千葉県の九人から母乳の提供を受けた。このうち千葉県柏市の女性は一〇〇ccの母乳から一リットル相当にして三六・三ベクレル、茨城県守谷市など三人の女性からは三一・八、八・七、六・四ベクレルの放射性ヨウ素が検出された。他の五人は検出限界値以下だった。黒部さんは次のように解説する。

「内部被曝量の四分の一が母乳に出ると推定されています。実際に母体が内部被曝しているとわかり衝撃でした。赤ちゃんが生きるために最も大切な役割をしている授乳を止めることはせず、母親に少しでも内部被曝を減らす努力をしてもらいました。三〇ベクレルを超えた二人のお母さんには汚染されていない野菜などの食物をとり、ペットボトルの水を飲むように指導したのです。一週間後の再検査で数値が下がりました」

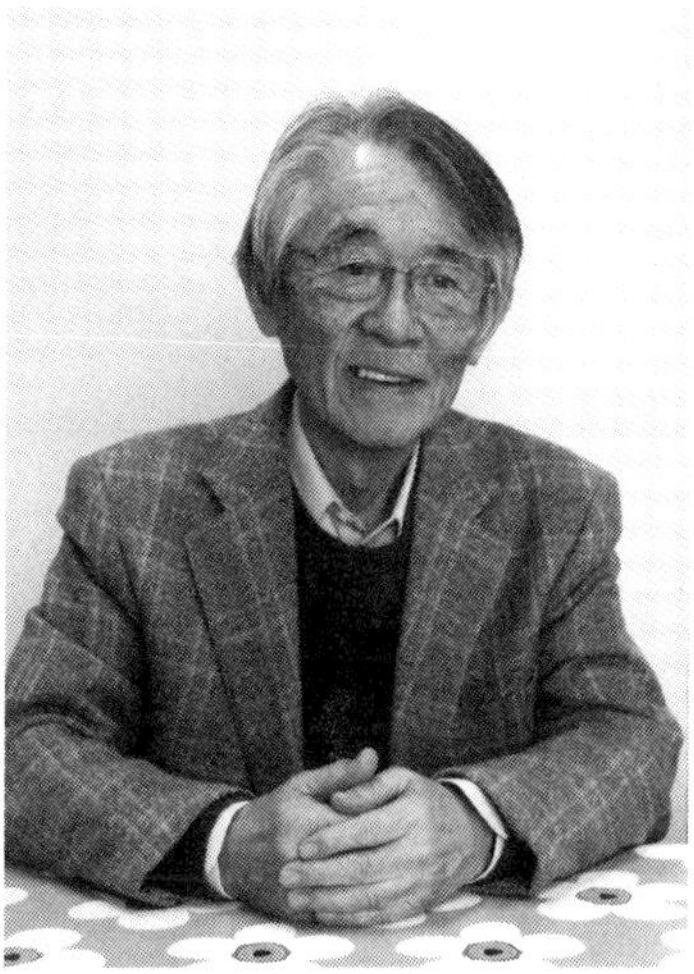
黒部信一医師

これを受けて「母乳調査・母子支援ネットワーク」は、汚染のひどい地域のお母さんに母乳の検査を働きかけた。黒部さんは語るのだった。

「母乳調査は、目に見えない内部被曝の実態を目に見える指標で示すことができます。原因や対策を考えるきっかけになればと思って進めました」

福島第一原発事故後の九月までに福島、千葉、栃木、東京、神奈川などから三百五十七人の母乳の提供を受けた。二十六人の母乳から放射性セシウム、三人から放射性ヨウ素が検出された。

この後、厚生労働省も「母乳中の放射性物質濃度等に関する調査」に乗り出した。百八人中七人から放射性セシウムを検出したが、「食品中の暫定規制値と比較しても十分に低値であり、乳児への健康影響リスクはないと考えられる」と評価している。

黒部さんの怒りは、今もっておさまらない。

「必要な継続調査も、広範囲の調査もせずに、幕引きをしてしまいました。内部被曝の証拠が消えるのを待っているようでなりません」

乳幼児の内部被曝を実証

「フグ一尾に水一石」と言われる。フグの内臓は猛毒を持っているので、それらを取り除いたうえで水一石（一八〇リットル）を使って洗い流さなければいけない、という伝承である。フグはもともと毒を持っていると思っていたが、そうではなかった。小児科医の黒部信一さんはこう説明する。

「フグの毒は海水中の毒が、フグのえらを通過して肝臓や卵巣に集まり濃縮されるのです。毒キノコも同じで、土中の毒を集積するのです。放射性物質も自然の食循環のなかで濃縮されていきます。たとえば核実験が頻繁に行われていたとき、カナダの先住民イヌイットが被曝しています。偏西風に乗って飛んできた核物質の粒子が雨や雪で地上に落下し、その水を苔や樹木が吸い込み、その苔や葉を食べたトナカイをイヌイットが食糧にしました。このためイヌイットはトナカイを媒介にして汚染され、内部被曝したのです」

内部被曝のメカニズムは、核実験でも原発事故でも変わらない。

「静岡県でお茶を栽培している知人が、原発事故で放射能に汚染されたと話していましたが、それほど放射性物質は広範囲に降り注いだのです」

そう打ち明ける黒部さんは今、関東以北の子どもたちの健康を案じている。黒部さんの講演会のレジメに次の一文がある。

〈子どもは代謝が活発で、細胞分裂が盛んなので、それだけ放射線の影響を受けやすいのです。〇歳が最大で二十歳の一七倍、六歳で一〇倍、十歳で六倍と成長とともに減っていき、十八歳頃からほぼ二十歳なみになり、なだらかに減少し、五十五歳をすぎてほとんど影響がなくなります。女性は、生まれた時から卵子の元（卵母細胞）を持っていて、それが影響を受けると生まれる子どもに先天性の異常を生じます〉

黒部さんは放射線の脅威について、次のように解説する。

「放射性物質は、食中毒をおこす細菌や風邪の原因となるウイルスなどと異なり、放射能を持った化学物質です。だから免疫システムで殺したり、弱めたり、減らしたりはできません。尿や便によって排泄するくらいなのです。体内に取り込んだ放射性物質が放射線を発することを内部被曝と言いますが、原発事故では時間とともにこの内部被曝が主たる問題になります」

実は黒部さんたちは、乳幼児に内部被曝がみられることを実証している。「母乳調査・母子支援ネットワーク」が母乳検査をした後で、百一人の乳幼児の尿を紙おむつから採取した。すると三十七人（三六・六パーセント）から放射性セシウムが検出された。黒部さんは「時間の経過で、内部被曝が進んでいるとしか解釈できません」と説明する。

だが、内部被曝などの低線量被曝による「晩発性障害」（後障害）は、放射線の影響だと認められないケースが多い。喫煙やウイルスによるがんと、放射線に起因するがんとの区別がつきかねるからだという。黒部さんは強い口調で言い切った。

「放射能の完全犯罪を許してはいけません」

すでに白血病死が起きている

チェルノブイリ原発事故では、放射性ヨウ素による小児甲状腺がんの多発をみた。だが、近年の子どもにも甲状腺疾患が後を絶たない。小児科医の黒部さんは、その原因を半減期が三十年の放射性セシウム１３７と推断している。

「大量の放射性セシウム137がばらまかれたため、その影響が続いていると思われます。オーストリアの調査では、八〇パーセントが汚染された飲食物による内部被曝でした」

そのことを病理学的に解明したのが、ベラルーシのゴメリ医科大学で学長を務めたバンダジェフスキー医師だった。著書『放射性セシウムが人体に与える医学的生物学的影響チェルノブイリ原発事故被曝の病理データ』に衝撃の事実がみられる。

〈バンダジェフスキーの結論は、低線量の放射線被曝は健康にほとんど影響しないというベラルーシ政府の見解に反していたため、一九九九年、彼は入学試験にからむ賄賂汚職の容疑で逮捕され、禁固八年の刑で投獄されました。国際NGOアムネスティインターナショナルの抗議もあり、刑期は五年に短縮されましたが、出獄後もベラルーシでは復職できず、フランス滞在後にリトアニアに移り、ビリニュスの大学で、ようやく研究者として復職しました〉

（「訳者のまえがき」から）

バンダジェフスキー氏の論文について、黒部さんは解説する。

「チェルノブイリ原発事故による死亡者の病理解剖によって、放射性物質がどの臓器に、どれだけ蓄積していたかを調べたのです。多かった順では、甲状腺、骨格筋、小腸、心筋、脾臓《ひぞう》、脳、腎臓、肝臓でした。人体のほとんどの器官で障害や機能異常が起きています」

黒部さんは著書『放射線と健康』で、バンダジェフスキー氏による論文の病名を、次のように整理している。

〈心臓血管系に強くあらわれ、心室内伝導障害、心筋代謝不全、子どもの高血圧〉〈腎臓では内部（ネフロン、糸球体、尿細管）の変化とその機能の変化〉〈肝臓ではその機能の不調、脂肪肝、肝硬変〉〈免疫系では感染への抵抗力の低下で、結核、ウイルス性肝炎、急性呼吸器疾患への感染〉〈ホルモン系では、女性の内分泌機能の乱れ、甲状腺の異常を生じ、血液中の黄体ホルモンの増加〉〈神経系では、出産前後の影響で、子どもの大脳左半球の異常（学習能力の低下）〉〈視覚器官では白内障、硝子体の損傷、屈折異常〉

そしてバンダジェフスキー氏は前出の著書に、こう書き留めた。

〈セシウム１３７は、環境中にもっとも拡散した放射性元素のひとつである。私たちの研究によって、生体の各臓器は相互に関連しながら、さまざまな変化を起こすことが明らかになった。放射性セシウムがわずかでも生体の臓器に取り込まれると、疾患が悪化したり、ほかの疾患との合併症を引き起こしたりする危険性が非常に高くなる。セシウム137の臓器への親和性も考慮に入れる必要がある。まず、心筋に取り込まれ、深刻な組織病変と代謝変化を引き起こす。公式の医学はこの事実を完全に無視している。それが企てた処置が望ましい効果を得なかった理由である。若年層の死亡症例は統計的報告の形でしか提供されていない。二十世紀の後半は、多様な病変やさまざまな疾患として発症する放射線障害を生み出した時代と認めねばならない〉

さて、福島である。黒部さんは柔和な表情を引き締めて、打ち明ける。

「実は二〇一六年に入って、福島県在住者で白血病により二人が亡くなったとの報告を受けました。成人ですが、闘病中の方もいます。白血病は年齢にかかわらず被曝の三年後から増え始めるので、心配しています」

広範な健康調査と情報公開が求められるところだが、黒部さんは首を横に振った。

「影響が大きいので、個人情報を盾に統計上からも隠すのではないですか」

決して、あってはならないことである。

放射性物質は除染でなく移染

ポリオ（小児麻痺）はポリオウイルスに感染して起きる。生ポリオワクチンの導入によって発症は抑えられたものの、まれにポリオと同じ症状が出る。生ポリオワクチン反対運動の先頭に立ったのが、小児科医の黒部信一さんだった。

在宅療養を支援している「すずしろ診療所」の一室で、所長の黒部さんは明言した。

「たとえば百万人に一人の割合で患者が出るとしたら、官僚はリスクが低いと言うのではないでしょうか。しかし、臨床医にとって、被害者がたった一人でも自分の患者です。確率の問題ではありません。リスクが少しでもあれば危険性があるのに、リスクが低いと言えば安全であるかのような印象を与えるのは、無責任です」

黒部さんたちの主張が通り、厚生労働省は二〇一二年九月から生ポリオワクチンの定期予防接種の中止を決めている。

「リスクを安全の指標にして、本来の危険性に蓋《ふた》をしてはなりません」と語る黒部さんの怒りは、福島で行われている除染にも向けられる。
黒部さんを招いて福島市で開かれた「子ども健康相談会」で、「除染で町はきれいになるのでしょうか」との質問があった。体験に基づくもので、質問者は次のように話した。

〈私の家で線量を測定しましたら、車庫の下の芝生の辺りの数値が高かったので、芝生や土を剝ぎとって土嚢《どのう》詰めにしました。そして、その土嚢を、トイレの壁の外に置いておいたところ、今度はトイレの線量が増えてしまったのです。土嚢から出た放射線が、トイレの壁を突き抜けてトイレの数値を上げたのだと思います〉
（黒部さんの著書『放射能対策ハンドブック　原発事故と子どもたち』）

黒部さんは、次のように答えた。

〈そうなのです。除染をしても放射線量そのものはいっこうに減っていないのです。除染とは、染みを除くと書きますが、放射性物質の場合には、汚染を除くのではなく、汚染を移すだけです。いまのトイレの例からもわかるように、芝生に付着していた放射性物質を土嚢に入れて移しただけで、その土嚢からはそれまでと同じ放射線量が放出されています。だから、今度は、トイレの放射線量が増えることになるわけです。同じように、水で洗い流して除染した場合にも、洗い流された放射性物質は川や下水道に流れ、やがて海に注ぎ込まれて海中で放射線を放出し続けます。ですから、私としては、放射性物質をある一ヵ所に集め、穴を掘って放出しないような状態で埋めるか、コンクリート詰めの石棺にするしかないと思っています〉

福島県では、除染作業で集めた廃棄物を詰めた袋の山が見受けられる。環境省は大熊町と双葉町の中間貯蔵施設で保管するというが、土地の買収を含めて課題はあまりに多すぎる。黒部さんはあらためて言った。

「汚染された廃棄物を燃やしても、放射性物質は空気に乗って飛んでいきます。だからチェルノブイリでは高濃度汚染地帯の家は、木造でもコンクリート製でも小さければ、壊して埋めています」

黒部さんの談話から原発を考えるうえで、「リスクが低い」とか「中間貯蔵施設に移す」といった文言は、信用できないようだ。

黒部さんは講演会の会場で、マイクを握り直してから、静かに、しかし明確に語った。

「日本全体として、原発を稼働しなくても、電力は賄える状況になっています。日本で開発したのに、日本では使われなかったソーラーパネルや風力発電などが世界に広がっています。もう日本に、原発の必要はなくなりました。むしろ廃炉にかける費用を考えると、動かしていく危険性のほうが大きいのですが、動かしているほうが費用がかからないので、動かそうとしています。火山活動や地震も頻発し、原発事故の再発も否定できません。早く、原発のすべてを廃炉にすべきです。今までにできた廃棄物の処理すら目途が立っていないのに、これからまだ造り続けるのでしょうか」

原発政策は、この国のあり方を、そして私たちのライフスタイルを問うている。

子どもを守る検診センター兼診療所を開設

そして黒部信一さんは新たな活動を始める。福島県いわき市に健診センター兼診療所をつくったのである。「黒部信一のブログ」（二〇一七年七月十六日）をもとに、黒部さんに談話を寄せてもらった。

いわき市にある「いわき放射能市民測定室たらちね」に、検診センター兼診療所「たらちねクリニック」をつくりました。今まで、チェルノブイリ原発事故の後にできなかった検診データの積み上げを、福島原発事故後の子どもたちを対象にしたいと考えていました。

チェルノブイリでは、検診の積み重ねをできなかったので、データがありません。そのため依然として放射能の影響の計算は、広島と長崎の被爆者での数字を使っています。その後の大規模な被曝はないからです。チェルノブイリ原発事故後の影響に様々な健康被害が出ていますが、それらはカウントされていませんし、発がんも甲状腺がんしか認められていません。

私の立場は、アメリカのゴフマン博士をはじめ世界の反原発派の科学者と環境医学のアメリカの

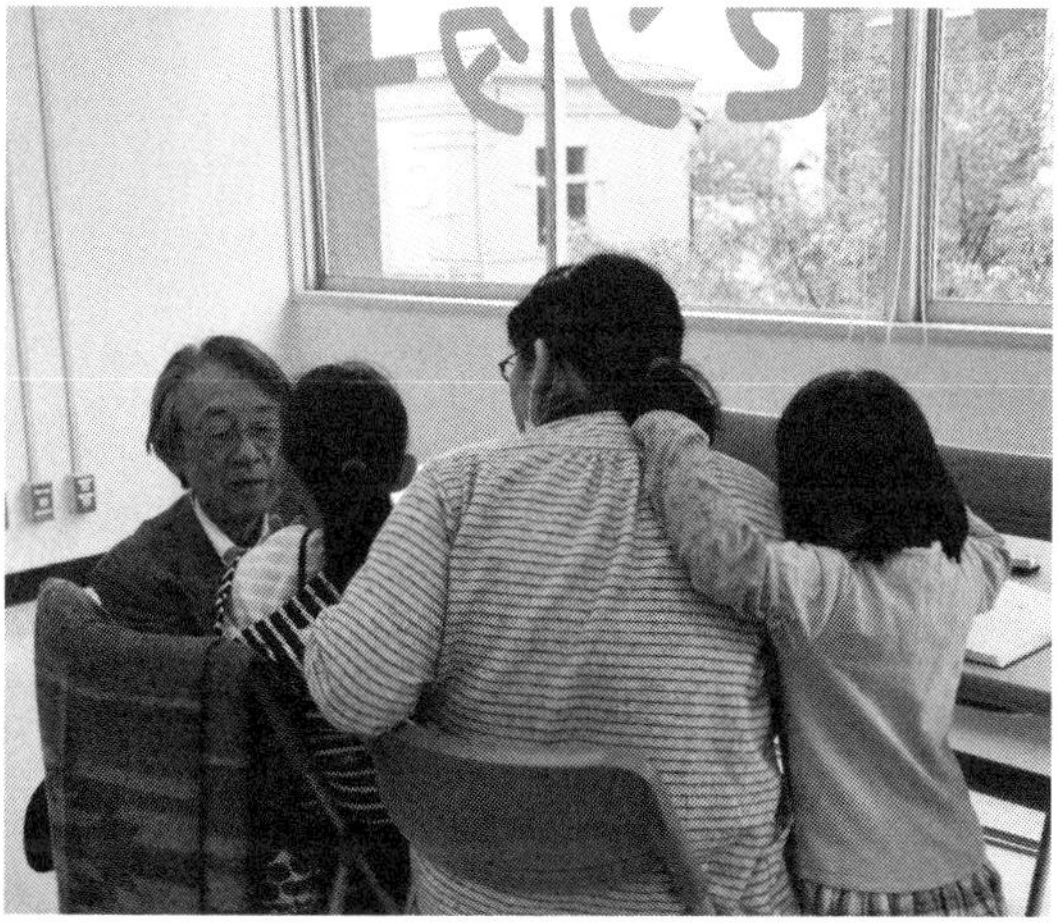

福島市で開かれた「子ども健康相談」（左が黒部医師。著書『原発事故と子どもたち』から）

ルネ・デュボス教授の考え方を取っています。それで、ＩＣＲＰなどの国際的な原子力関係の機関を批判し、原爆被爆だけでなく、原発事故被曝のデータを積み重ねたいと考えています。また、現実的に原発事故で被災した子どもたちの健康を守ろうと考えてのことでもあります。

今、ベラルーシやウクライナの被曝した子どもたちや、更にその子どもたちから生まれた子どもたちに健康被害が広がり、健康な子どもは二〇％しかいないと言われています。

福島とその周辺の被災地も、三〇年後はそうなることが予想され、それをデータとして残すことと、少しでもそういう状況を私（すなわちルネ・デュボス）の理論である病原環境論（適応説）で改善していきたいと思い、いわき市にあるいわき放射能測定室「たらちね」にたらちねクリニックを立ち上げました。

それには、たらちねの監事の木村肇二郎医師（41青医連慶応支部で戦った親友）、北海道がんセンター名誉院長の西尾正道医師ら、児童精神科医の渡辺久子医師、所長を引き受けてくれた藤田操医師、島根大医学部の野宗義博教授、そしてたらちねのスタッフの女性たち（その中心は鈴木薫さん）の協力と支援がなければできませんでした。

また大人の検診や診療もしています。将来は仮設住宅にいる人たちの検診や診療へと広げていきたいと思います。

二〇一七年六月から始ったばかりですが、これは福島県にある唯一の被災者特に子どもたちのための健診センターであり、診療所も兼ねています。料金は、日本全国と海外からの個人、企業、団体の募金で成り立ち、子どもの健診は無料です。

甲状腺検診は、土日には出張検診をし、平日はたらちねクリニックで行ないます。

私は、第二と第四の木曜日一日、診療と相談、講演を行なっています。小児科と心療内科を担当します。子どものアレルギー疾患は環境を変えることで治ります。子どもたちが制限を受けずに、のびのびと暮らせることが第一で、その為の保養もあります。子どもの保養も無料です。

まだたらちねクリニックの知名度は低いですが、少しずつ知られてきており、福島とその周辺地域で子どもの健康に悩みを持っているお母さんたちのお役に立てればよいと思います。

今、福島で増えているのは、アレルギー疾患と発達障害と思います。いずれも私の「病気は遺伝子プラス環境要因によって起きる」という病原環境論から考えると、母親たちが不安のために過度に子どもに干渉したり、過保護になったりしているのだと思います。

何とかその思いをやわらげ、むしろ「のびのび育てる方が放射能に対する抵抗力がつく」と知らせたいのです。これは一九八七年にアメリカでできた精神神経免疫内分泌学からの考え方です。こころと免疫系やホルモン系が連動していることを実証したのです。世界的に臨床医には支持されていません。でも私はこの方法で子どもの病気を治してきました。

黒部さんは子どもたちを支援する仲間たちから、「ドクターK」と呼ばれている。その昔の診療所時代は黒部ドクターを短縮して「黒ドク」の愛称だった。ともあれ「ドクターK」とその仲間たちは、福島の子どもたちに寄り添う、心強い支援集団である。

「福島に生きる」ということ

精神科医の中澤正夫さんは広島と長崎の被爆者支援を続けてきた。現在、NPO法人

「ノーモア・ヒバクシャ記憶遺産を継承する会」の副代表理事を務めている。原爆編の第三章でヒバクシャの心の傷について「人類史上最大のトラウマ」として語っていただいた。

そして、中澤さんと福島である。東京電力福島第一原発事故後から福島に足を運んでいる。飯舘村の仮設住宅に集中的に支援に行ったことを、月刊『地域保健』(二〇一五年六月号)のインタビューで、次のように述べている。

〈二〇一〇(平成二二)年に心筋梗塞で死に直面して以後、本格的に終活をしようと思い、やり残したことをまとめたり、葬儀の手配などを始めたりしていました。ところが、東日本大震災での福島の惨状を見て、どんなにみっともなくてもいいから長生きをして、原発廃止に努めることに決めました。津波は過去を流し去り、原爆は未来を奪い去りました。僕が今、福島に支援に行っている理由は、格好いい言葉で言うと「贖罪《しょくざい》」です。だって、僕は原発の危険性についてよく知っていたのに、反原発運動に狂っていたかというと、そうではなかったのですから。原子力村を信じていたわけではないけど、ほかのことに気をとられていて、原発の問題を放置していた申し訳なさみたいなものがあるのです。だから、できる限り支援に行って、邪魔だと言われたらそれまでですが、できることからお手伝い

しようと思っています〉

そして二〇一八年一月、中澤さんは新刊を著した。『「福島に生きる」ということ』（本の泉社）で、サブタイトルは〈バラバラ・ハラスメントを超えて〉である。七年間に及ぶ中澤さんの現地体験が綴られている。

中澤さんは「反原発運動」に参加してこなかった「贖罪」から福島に通い詰めたと、月刊『地域研究』のインタビューで述べていたので、その後について知りたいとページをめくると、次の記述に目を奪われた。

〈現地で見たものは、伏見香代さん（保健師で、「相馬広域こころのケアセンターなごみ」の中心メンバー）がいうごとく「バラバラ・ハラスメント」であった。放射能は、村も近隣も、親戚、家族、時には夫婦までバラバラに切り裂いてしまっていた。原発やその関連企業で働いていた人も少なくない。その上、東電の画一的な補償基準は、バラバラ化に拍車をかけていた。避難した人も、避難を免れた人も、今住んでいる地で生きてゆくためには、放射能の問題は、棚上げせざるを得ない状態であった。「放射線問題は各自の判断に任せ」ないと、今日明日の生活、そのための隣近所との共同の営みができないのである。それは対自治体との関係でも同じであった。放射線被害で騒ぐより、今の生活を維持してゆくために、見知らぬもの同士が話し合い、力を合わせなくてはならないのである〉

まさに「福島にいきるということ」であり、被災地で生きる切実な日常を浮き彫りにしている。今を生きるためには、「放射線被害」も「反原発運動」も背後に置かざるを得ないのだった。これが原発事故の被災地で生きる現実であり、中澤さんは重く受け止めた。

中澤さんは出会った人々のことも書き留めているが、藤さん（仮名）を紹介したい。

〈この人は、東電や復興庁、そして市の窓口に「損害賠償」を求めて激しい抗議をし、その執拗さのあまり、問題児扱いされ、警察がやってきたこともあったのだという。そしてついに精神病ではないかと疑われて、私たちの訪問となったのである〉

精神科医の中澤さんは、藤さんは病気ではないと太鼓判を押した。そして中澤さんは藤さんに「病気じゃないんだから、もっとうまい闘い方を考えましょう」と話しかける。すると藤さんは身を乗り出して、原発事故前の自然に恵まれた生活を語るのだった。春先のウグイ漁、山菜採り、マツタケ狩り、冬の炭焼きや自然薯《じねんじょ》掘り……。藤さんが目を輝かして話すそばで奥さんは、美味しい漬け物を中澤さんにふるまった。中澤さんは書き留めている。

〈藤さんの怒りは、稼業が成り立たなくなってしまった以上に、「豊かな自然と暮せなくなったこと」にあるようである。それは、もちろん原発事故のためなのであるが、「原発反対!」と叫ぶ前に、「元の自然を返せ!」と抗議しているのである。そのことが、ズンと胸に落ちた。「原発反対!」とひとくくりにする前に、それぞれに「元の自然を返せ!」と叫ぶ方が素朴で連帯しやすい、そして胸を打つ。この自然権の主張ともいうべきことでは、どんな人でも賛同し、大きな運動のうねりになると感じた〉

中澤さんは「こころのケアセンターなごみ」のスタッフと活動を共にするなかで、精神科医として、次のように記している。

〈心の悩みは単独では存在せず、身体的不調や経済的困難と背中合わせである。しかも、その悩みは、一つとして、同じものはなく、その人固有なものであるので、支援も固有でなくてはならない。でも、まずは、住む家と仕事、そして仲間である――「生活支援」という、使い慣らされた言葉の持つ、このような奥深い「哲学」をしっかりととらえることができているのは、目の前で日々展開されている、ままならぬ復興を見て、参加しているからであろう〉

被災地の人たちと七年間にわたり、膝を突き合わせてきた中澤さんは「福島は、未だ、何一つ終わってはいません」と語る。中澤さんは著書『「福島に生きる」ということ』で「フラッシュ・フォワード」に言及して、こう述べている。

〈チェルノブイリの避難者たちに見られたPTSDでは、フラッシュバックという形をとらないという（ウクライナ放射線医学研究センター教授で精神科医、コンスタンチン・ロガノフスキー）。チェルノブイリでの放射能被害者・避難者の多くは、何かあると原子炉が爆発したときの情景がフラッシュバックするのではなく、何年経っても、子どもについての不安、未来の子どもに障害が起こるのではないかに思いが到る。つまり、フラッシュ・フォワードが起こるのだという。これがベトナムやイラクのPTSDとの一番の違いである。広島・長崎でいえば、心の傷の表現形の一つであるPTSDは、フラッシュバックも起こしていたが「フラッシュ・フォワード」も起こしていた、否、こっちの方が強かったということである〉

そして中澤さんは、福島で起きたある自死例は「フラッシュ・フォワードとしか考えられない」と語る。中澤は著書の最後に、こう書いて結んだ。

〈私が老齢(一九三七年生まれ)なので、患者さんも、高齢者が多い。診察の中で交わされるのは「こんな無様な世の中では、死ぬに死にきれない！　何か光明を見出し育てるまでは、死ねないネ、先生！　お互いに長生きしようぜ！」である〉

核による「こころの傷」を診てきた中澤正夫さんの活動から生まれた言葉は、私たちへの問いかけでもある。

第六章　老朽原発が生み出す労働者被曝

ベータ線熱傷の典型的な症状

原発はメルトダウン（炉心溶融）の大事故に至ると、私たち人間の手に負いかねる。そのことは、チェルノブイリや福島の原発事故が例示している。

また、稼働を続けるうえで労働者の被曝は避けられない。このことも大きな問題だろう。約四十年間にわたって、被曝労働者を診てきた阪南中央病院（大阪府松原市）副院長で内科医の村田三郎さんは、原発についてこう言い表した。

「巨大な科学技術の陰に原始的な被曝労働者がいる、それが原発なのです。残念ながら、作業員の健康被害は避けられません」

村田さんが原発作業員の放射線障害を初めて見たのは一九七三年のことである。大阪大学医学部を卒業して付属病院（阪大病院）に勤める研修医だった。

男性患者の岩佐嘉寿幸《かずゆき》さんは、右膝の内側に直径約十センチの黒褐色の炎症が認められ、右足は浮腫で腫脹《しゅちょう》していた。当時五十歳の岩佐さんは阪大病院を訪れる二年前の一九七一年五月二十七日、日本原子力発電敦賀原発（福井県）の原子炉建屋内で冷却水系のパイプに穴をあける作業に従事した。

阪大病院皮膚科の田代実医師は半年間かけて岩佐さんの検診を続け、原発内部の立ち入り調査も行った。そのうえでカルテに〈放射線皮膚炎（右膝）、二次性リンパ浮腫（右下《か》腿《たい》、足）〉と記した。田代医師はカルテで説明している。

〈1　上記疾患のため、昭和四十八年八月十四日以後、休業、安静の上、通院加療中である。

2　上記疾患は、昭和四十六年六月初旬に発症したものであり、原因として、昭和四十六年五月二十七日、日本原子力発電株式会社敦賀発電所原子炉炉室内での作業中、放射線被曝が考えられる〉

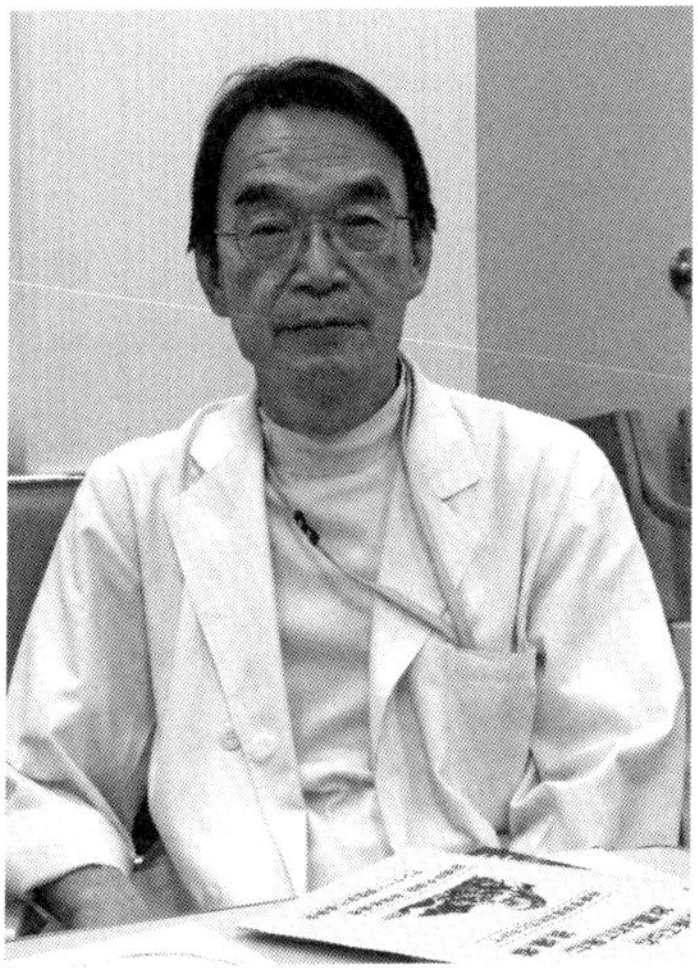

村田三郎医師

村田さんは、田代医師の研究室に気安く出入りしており、岩佐さんの症状を確認している。

「ベータ線熱傷の典型的な症状でした」と振り返り、こう明言するのだった。「放射線による火傷であり、事故後の福島第一原発で汚染水に触れた作業員にも同じ症状が見られました」

岩佐さんが敦賀原発の職場の赴いたとき、「計画停止」による点検と補修作業の最中だった。大阪市内の水道管工事会社に勤めていたことから、熟練工としての腕を買われた。

岩佐さんは作業服で身を包み、万年筆のようなポケット線量計を首から下げて、原子炉格納容器の入り口付近で作業を始めた。狭い場所に、材木やパイプなどが散乱して雑然としていた。立会人は誰もいなく、岩佐さんは右膝を床面につけてパイプに穴を開ける作業を二時間半ほど続けた。

原発での作業は一度きりだったが、それから八日後、岩佐さんは高熱と気だるさに襲われる。右足に赤いかぶれと水脹《ぶく》れができ、痛みを伴った。医院を転々としても原因がわからず、二年を経て阪大病院にたどり着いた。

村田さんは「岩佐さんに出会って、原発の劣悪な労働環境を知りました」と述懐する。以来、村田さんは被曝労働者に寄り添ってきた。

高知県生まれの村田さんは子どもの頃、教師の両親に連れられて平和行進に参加している。権力による教育支配に断固として反対する父親と母親だった。原水爆禁止運動の盛んな地域でもあり、反戦・反核の教師として知られた父親は、口癖のように息子の村田さんに語りかけた。

「弱い人の立場で行動しろ、そうしていたら間違いはない。大きな力でも間違っていると感じたものに対しては、弱者の立場から貫き通せ」

岩佐さんの「核の傷」に思いを馳せるにつけ、村田さんは父親の言葉をかみしめるのだった。

わが国初の原発被曝裁判「岩佐訴訟」

原発の立地する地方自治体に電源立地地域対策交付金として、巨額の援助をする制度が電源開発促進税法、特別会計に関する法律（旧電源開発促進対策特別会計法）、発電用施設周辺地域整備法の電源三法である。一九七四年十月に施行され、財源の乏しい地方自治体は交付金を目当てに原発を受け入れてきた。

この電源三法が施行される七カ月前に岩佐嘉寿幸さんは、阪大病院で被曝による「放射線皮膚炎」と診断された。原発建設にやっきの政府が反発してきたため、岩佐さんは原子力損害賠償法による責任追及を求めて、日本原子力発電を相手取り損害賠償請求訴訟を大阪地裁に起こした。わが国初の原発被曝裁判「岩佐訴訟」だった。

提訴から七年に及んだ裁判の判決は一九八一年三月にあり、大阪地裁は「放射線管理上の不行き届きが見られるものの、被曝の具体的危険性は作業環境の面からうかがえず、原告の症状からみても、これを放射線皮膚炎とはただちに認め難い」として、岩佐さんの請求を棄却した。裁判所は「障害を受けるほどの線量を浴びていない」と判じたのだが、村田さんはこう反論する。

「岩佐さんの外部被曝線量は、公的記録では一ミリシーベルトとされています。確かに、この線量では放射性皮膚炎はおきません。しかし、作業現場の状況をつぶさに見れば、岩佐さんは局所的に放射線量の高い床面に接して、ベータ線熱傷をおこしたと考えられます。また岩佐さんが身につけていたポケット線量計は、ガンマ線しか拾えません。ベータ線は飛距離が短いので足元に線源があっても、被曝線量としての測定値が出ないのです。岩佐さんは局所の障害ですから、右足の接した部分の線量は非常に高かったはずです。それなのに判決は、作業現場の放射線量は高くないと決めつけました」

この判決を受けて岩佐さんは機関紙『岩佐訴訟ニュース七二号』に書き留めた。

〈国民の信頼を絶対とする裁判所が、安全性を無視して原発推進を強行する自民党政府、原発独占企業に加担することは、原発の完全犯罪を許して、放射線下の非人間的な労働条件の中で働く労働者に生きる権利を放棄しろといっているに等しい。原発被曝労働者をボロ雑巾《ぞうきん》のように使い捨て、見殺しにして、又もや日本には原発被曝労働者や原発病患者は一人もございませんと強行推進に一役買ったことが許せない現実であり、腹の底から怒りと憤りを感じ、無念、残念のとひきさがることのできない判決文であると、読み返してみるたびにますます腹がたちます。（中略）原告勝訴が当然なのに、結果として全面敗訴は否定できない現実で、それなりの理由があるにせよ、私としては長い年月裁判、労災で温かいご支援を下さった方々に、日本各地で核禁止、反原発の闘争を闘っておられる皆様に申しわけなく、おわびの言葉もございません。自責の念に今も苦しんでおります。

絶対勝訴を期しての法廷闘争であり、苦難の連続も判決までと何とか辛抱してきましたが、裁判長の三十秒程で原告の請求を棄却するとの言葉を耳にした時、胸くそが悪くなり腹わたがにえくり返る思いと、勝手なことをぬかすなという怒りと腹立ちで法廷の外にとび出してしまいました。あの時の気持ち、表現のしようがありません。
一生をかけて反原発の闘争を決意しているものの、一労働者の力で現状では、原発企業、行政に加えて裁判所まで一体では因果関係の完全な立証など不可能であり、無理な話です。判決文の中で一般論として「不可能な立証」としながらも、本論では立証を求めており、被曝してから阪大病院初診を受けるまでの二年何カ月間が不明なので被曝と症状の因果関係が立証できないとしている。全く裁判長は放射線被曝をどう考えているのか。放射線障害は五感では感じないし、晩発性障害は五年、十年、二十年先での発病もあり、更には遺伝障害の問題もあるのです。要は無法な判決内容で、これでは全ての被曝労働者は、切り捨てられ、殺され損になるし、当然法的救済の道も厚い壁に閉ざされたものと思って間違いないでしょう〉

決意も新たに控訴した岩佐さんの訴えは届かず、控訴審でも棄却された。最高裁も二審の判決を追認している。さらには労災請求も認められず、被害者が被曝を立証することの難しさを浮き彫りにした。

村田さんは「放射線皮膚炎」を否定して、血液の鉄分による「静脈瘤《りゅう》性症候群」と鑑定した「御用学者」に愕然とする。そんな医師らのいる「大学医学部の科学の論理」に疑問をいだいた末、村田さんは市民のための内科医に徹すべく、一九七八年に阪南中央病院に移った。

この病院で岩佐さんが七十七歳の生涯を終えたのは、二〇〇〇年十月十一日だった。村田さんは、岩佐さんの次の言葉を胸に刻んでいる。

「私の闘いは、人類との共存を許さない核との闘いであり、私の背後には大勢の被曝作業員がいる」

原発下請け労働者の深刻な健康被害

東京電力福島第一原発は一九七一年三月に営業運転を始めたが、五年後から故障が目立っている。たとえば一九七六年から七七年にかけての一年間で、給水ノズルの亀裂など少なくとも七件の故障が起きた。原子炉圧力容器につながる配管や原子炉内のシュラウド(炉心隔壁)には、耐食性の高いステンレス鋼などが使われている。しかし、腐食しやすい環境のもとでは強い力を受けなくてもひび割れを生じる。この「応力腐食割れ」が主な故障原因だった。

故障が続くと、点検と修理にあたる作業員は急増する。福島第一原発で働く下請け労働者の被曝線量が、一九七八年度には三基の原発で全国の総被曝線量の約六〇パーセントを占めるまでになった。

内科医として阪南中央病院に勤務する村田三郎さんは、一九七八年に福島県「双葉地方原発反対同盟」（石丸小四郎代表）から被曝労働者の実態調査の協力を依頼される。村田さんに断る選択肢はなく、七八年から八二年にかけて毎月一度、福島に通った。

石丸さんらと協力し合って百一人からアンケートをとり、約二十人の健康診断を続けた。回答者の平均年齢は四十五歳だったが、三四パーセントが何らかの疾病に苦しみ、数年で仕事を辞めた人の疾病率は四六パーセントにのぼっていた。ちなみに一九七八年の国民健康調査によると、男性の有病率は全国平均で九・九パーセントだった。いかに原発労働者の健康被害が大きいかを物語っていよう。

村田さんらが一九八二年七月にまとめた『資料　福島原発　被曝労働者の実態』は、深刻な健康被害を報告している。

〈ガンで死亡した者も多い。また現在ガンで闘病中の人がかなりの数にのぼる。個々の人たちの労働条件や病状を家族から聞くにつれ、われわれはこれら下請け労働者をむしばむ悪性腫瘍について放射線の被曝が大きな原因になっているのではないかとの疑問を強めている。またガン、悪性腫瘍以外の疾患については、原発下請け労働者でまず多いのは高血圧症であり一八パーセントにのぼる。つづいて肝臓病、心臓病、糖尿病、胃・十二指腸潰瘍、腰痛（椎間板ヘルニア）、気管支炎の罹患者が多い。貧血症、「原因不明」の慢性疾患に悩んでいる下請け労働者もいる〉

村田さんは厳しい表情で、こう語るのだった。

「強い放射線を出している壁やパイプに体をもたせかけて、放射性腐食生成物のこびりついたパイプを切り取る、あるいは溶接部分のさびをサンドペーパーで削り取る、そうした作業に従事していました。鼻の中がススだらけになり肺化膿症で治療中という作業員を診察しましたが、明らかに肺がん治療だったのです。当時はがんの告知をしない時代でしたから、医師からは別の病名が告げられるのが普通ではありました。この作業員は、病気の原因が原発労働だと察していても、東電を恨むというより、息子が東電で働けるようになったと喜んでいたそうです。だから労災申請はしていません」
村田さんは「悲しい話ばかりを聞くのはつらかったです」と追想する。『資料　福島原発　被曝労働者の実態』の「あとがき」に次の記述がある。

〈原発下請け労働者は、原発炉心部等の高放射線領域において、また放射能でひどく汚染された機器などを対象として、狭く暑苦しくほこりっぽい環境下で働かざるをえないことがいくつもの実例を通して明らかとなった。このようなひどい労働環境や労働対象に対する点検・修理・保守作業においては、自動化・遠隔操作化等の手段を用いても、彼ら下請け労働者の被曝を避けることはできるものではないということがうかがい知れた。原発の運転がある以上、労働者の被曝をなくしてしまうことはできないのである〉

村田さんは確として言った。
「生活のかかった被曝労働者の足元を見透かし、その健康を犠牲にして、原発は存立しているのです」

累積被曝線量から多発性骨髄腫と診断

「被曝労働者の健康障害を考えるうえで考慮すべきは、人体が浴びた累積被曝線量です」

そう言明する村田三郎さんが原発労働者の累積被曝線量に着目したのが、大阪市の長尾光明さん（二〇〇七年に八十二歳で死去）だった。

長尾さんは熟練の配管技術者として、一九七七年十月から八二年一月にかけて、福島第一原発などの定期補修工事に現場監督として携わった。一九八六年一月に六十歳で定年を迎えたが、一九九四年頃から首の痛みを訴え始めた。九八年に頸椎《けいつい》の骨折で入院したとき、多発性骨髄腫と診断される。この病気は血液のがんの一種で、全身の骨が折れやすくなるという。

長尾さんは原発で被曝したせいではないかと医療機関に相談するが、労災申請の協力は得られなかった。村田さんが長尾さんを診たのは二〇〇二年五月である。

「医者に相談しても、保健所や労働基準監督署で聞いても、消極的な対応しかされなかったそうです」

村田さんは被曝労働者の労災申請に冷たい実情を嘆いてから、表情を和らげて続けた。

「現場監督だった長尾さんは、上司の好意もあって幸運にも被曝の事実を証明する放射線管理手帳を受け取っていたのです。自身の被曝記録と作業内容も、長尾さんはメモに残していました」

この結果、長尾さんの累積被曝線量は、四年三カ月で七〇ミリシーベルトと判明した。年間の平均被曝線量は一六・四七ミリシーベルトになる。

この時点での労災は、わずか五人の白血病しか認定されていなかった。白血病の認定基準（五ミリシーベルト×労働年数）に照らしても、長尾さんの累積被曝線量は多く、年平均の被曝線量では基準の三倍以上に達していた。

「長尾さんの多発性骨髄腫は被曝労働によって発症したと確信できたので、労災として認定されるべきだと思いました」

村田さんは「医学的意見書」を作成する。多発性骨髄腫が原爆の被爆者に多くみられたことから、放射線被曝との関連が強いと診断し、長尾さんの多発性骨髄腫は「白血病類縁性疾患」と記載した。この「医学的意見書」をもとに長尾さんは労災申請し、二〇〇三年一月に福島第一原発を管轄する富岡労基署に受理された。これを受けて「関西労働安全センター」や「ヒバク反対キャンペーン」などが「長尾光明さんの労災認定を勝ち取る会」を結成し、支援の輪は広がった。

そして村田さんは『クリントン・ゴア教書』を提示する。当時のクリントン米大統領が核関連の四十施設のうち十九施設について、労働者の調査を国家経済会議に指示した報告書として知られた。この報告書は食道や胃や肝臓など二十二種のがんについて、「放射性起因性である」と明示していた。多発性骨髄腫もその一つで、被曝線量に関係していることがわかった。

村田さんは引き取って捕捉する。

「米国の調査から多発性骨髄腫は、累積被曝線量が五〇ミリシーベルトの集団では一〇ミリシーベルトの集団に比べて、発症率が三・五倍も高かったのです」

かくして二〇〇四年一月、長尾さんの多発性骨髄腫は業務上の疾病として認定された。白血病以外の疾病では初めての労災認定だった。

被爆者の自覚症状と酷似する被曝労働者

被曝労働者を診てきた村田さんは講演会の会場で、原爆と原発の放射線について質問を受けたとき、次のように説明した。

「原爆はストロンチウムや中性子線を出す核種が目立ち、福島の原発事故ではヨウ素やセシウムが多かったです。放射するガンマ線やベータ線の影響は変わりません。しかし、放射線の浴び方は異なります。原爆は一瞬のうちに浴びた初期放射線の他に残留放射線を浴び、さらに黒い雨などにより放射性降下物を吸いこみました。原発事故は一瞬に浴びた線量としては比較的に少ないが、汚染が広がったとき、外部被曝に加えて体に取りこんだ放射性物質による内部被曝の影響を受けます。だから、放射線の人体に与える影響は、基本的には同じです」

そのことは二つのアンケート結果が実証している。

被爆四十年に設立した「阪南中央病院被爆者実態調査実行委員会」は村田さんが代表となり、病院周辺の大阪府松原市や藤井寺市や羽曳野市などで千二百三十三人の被爆者から

原爆被爆者と原発下請け労働者の自覚症状

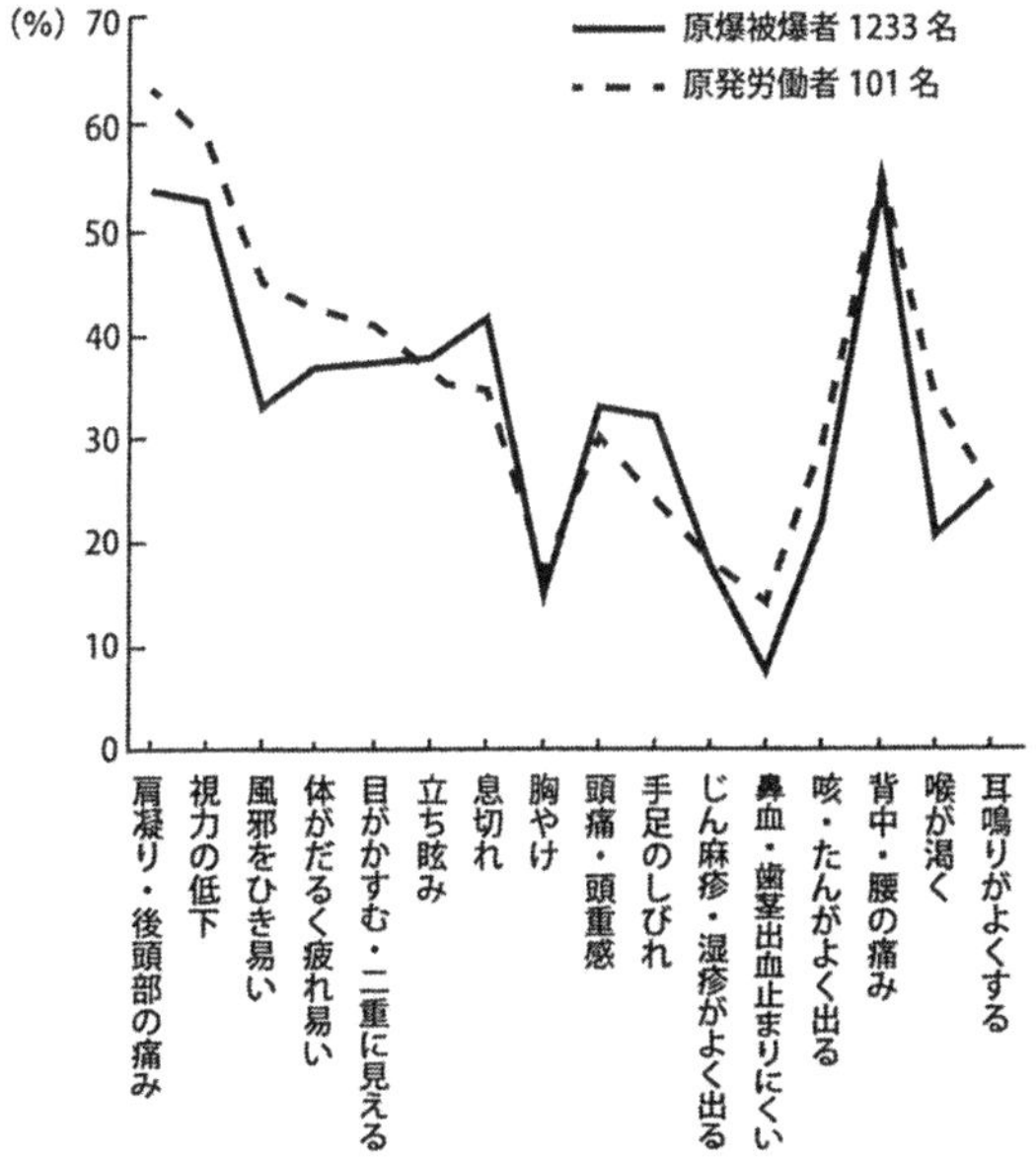

聞き取りを行った。福島県「双葉地方原発反対同盟」が被曝労働者を対象にした実態調査でも、村田さんは医師として積極的に協力した。注目されるのは種々の「自覚症状」が原爆被爆者と原発被曝労働者に、ほぼ同様の割合で表れていることだろう。

たとえば『交野市の被爆者調査報告書』によると「肩こり、後頭部の痛み、首の痛み」は被爆者（二六一人）で六四・四パーセント、被曝労働者（一〇一人）は六三・二パーセントを占める。「視力の低下」は五二・一パーセントに対して五八・六パーセント、「体がだるく、疲れやすい」は四六・四パーセントに対して四二・五パーセント、「風邪をひきやすい」は三八・四パーセントに対し四四・九パーセントだった。

村田さんは被曝労働者について、次の

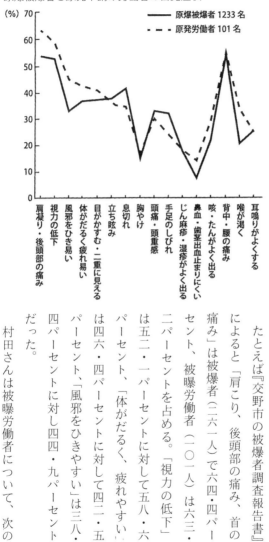

ように説明する。

「検診したのは四十代から五十代の働き盛りの男性です。強い倦怠感を訴える人が多く、一日仕事に行ったら疲れて働けなくなった、体調が悪いので家でブラブラしている、といった話を聞きました。原爆被爆者のいわゆる原爆ブラブラ病と酷似する症状です」

二つのアンケート調査から、村田さんは次の結論を導いた。

「被曝の形態は違っても、一度の被曝と慢性的な被曝は、蓄積線量が同じであれば、晩発性障害はよく似ており、がんや白血病の出方も類似していることがわかりました。慢性被曝は体内に治癒力があるので、被曝総量が同じでも影響が少ないと言われていましたが、そうではありません。蓄積線量が五〇ミリシーベルトを超える被曝労働者の染色体異常が一般の人より二倍から六倍と多く、被曝線量に比例する――との国内外の研究データを、私は重視しています」

村田さんは「診た者の責任」として、被曝労働者の支援を続けている。

老朽化原発に欠かせない技能労働者

日本の高齢化率は先進国でも群を抜いて高いが、原発でも老朽化大国になった。一九六〇年代に運転を始めたアメリカやドイツの原発が閉鎖されたことによる。

長年稼働すれば故障やトラブルが発生しやすいため、老朽化した原発では「非破壊検査」が必須となる。配管の漏れや機器の損傷を検査するのだが、検査対象を破壊せずに行うことから、この呼び名がつけられた。検査に当たるのは専門の技能労働者で、原発の稼働を続けるうえで欠かせない存在になっている。

被曝労働者の支援を続ける村田三郎さんは、こう指摘する。

「専門職であっても下請け労働者です。放射線量が高く、配管が複雑に入り組んだ危険な場所で作業をしていました。原発を渡り歩いて定期点検を行う下請け労働者ほど、その作業は過酷です」

村田さんが労災認定を支援した一人に、非破壊検査に携わった喜友名《きゆな》正さんがいる。喜友名さんは一九九七年九月月から二〇〇四年一月までの六年四カ月間、全国の定期検査中の加圧水型原発（泊、伊方、高浜、大飯、美浜、敦賀、玄海）と六カ所村再処理施設で専門技術者として働いた。体調を崩して郷里の沖縄に戻ったが、二〇〇五年三月月に悪性リンパ腫のため五十三歳の若さで亡くなった。村田さんはこう語る。

「喜友名さんの累積被曝線量は九九・七六ミリシーベルトです。統計が公表される二〇〇一年度から二〇〇三年度をみても、約八万八千人の原発労働者のなかで最も被曝線量の高い百人の中に入るほどでした」

白血病以外で初めて労災認定された長尾光明さんの多発性骨髄腫と同様に、喜友名さんは多量の被曝をしていた。無念の死を遂げたあと、妻の末子さんが大阪市の淀川労基署に労災を申請したが、「不支給」との決定だった。

このため原子力資料情報室などが「喜友名正さんの労災認定を支援する会」を結成し、村田さんは医師として「悪性リンパ腫は白血病類縁性の疾患であり、放射性起因性もある」と指摘した。村田さんはあらためて解説する。

「喜友名さんが検査したとみられる蒸気発生器細管は、放射線量がきわめて高い一次冷却水が高速で流れています。補修工事となると数分間だけ作業して交代しなければならず、延べ二万人から四万人の下請け労働者を動員する人海戦術をとっています。そのような現場で働いた喜友名さんは、放射線被曝による悪性リンパ腫で命を奪われたとしか考えられません」

村田さんらの共著『福島原発と被曝労働』で、末子さんはこう訴えている。

〈夫は、もともと健康な人でしたが、原発の仕事を始めて三、四年たつと、体の抵抗力が落ちたのか、風邪をひきやすくなり、常時体調が芳しくないと訴えるようになりました。会社では定期的に健康診断があったようですが、どのような状態、数値であるか、本人に伝えられていたか疑問でなりません。夫が最後に体調を崩して退職を余儀なくされた後、いろいろな病院を受診しても病名もわからず、最終的に琉球大学病院で悪性リンパ腫と診断されて、闘病生活に入りました。苦しい闘病の中、短期間で絶命したことは、本人にとっても、また家族にとってもつらいことでした。（中略）夫が大変な被曝にさらされていたということは、夫の死後、初めてわかったことです。原発の、国民の目に見えないところで働く業務の閉鎖性、秘密性が、夫のような原発被曝による労災を引き起こしたのではないでしょうか。国のエネルギー確保という大義名分の下、このような目に見えないところで働く多くの労働者がいるということを国民に知らしめるとともに、安全、安心のエネルギー政策を推し進めることが国の責務だと考えます。閉鎖性、秘密性を打ち破り、すべてを公開することが、夫のような事故を再発させない最も有効な手段だと、国は肝に銘ずるべきであると思います〉

喜友名さんの労災申請は厚生労働省の検討会に付され、二〇〇八年十月に淀川労基署は支給を決定した。村田さんは次のように論じる。

「原発の稼働を進めるうえで定めた線量限度は、その危険性を受忍する我慢線量なのです。原発の推進や核兵器の開発を阻害しないような基準として、できるだけ低くしてきたと思います」

東京電力福島第一原発の現場では、多くの作業員が廃炉に向けて、高い線量の下で過酷な労働を続けている。厚生労働省によると、事故の起きた二〇一一年三月から一五年十一月までに四万五千八百九十一人が作業に従事した。被曝線量の最も多い作業員は六七五ミリシーベルトだった。六人が二五〇ミリシーベルトを、百七十四人が一〇〇ミリシーベルトを超えていた。緊急措置として事故後の三月十四日から十二月十六日までの間、被曝限度を一〇〇ミリシーベルトから二五〇ミリシーベルトに引き上げたことによる。

被曝労働者を診てきた村田さんは、こう指摘する。

「累積被曝線量の多い方たちの健康状態が案じられます。どこで、どなたが健康診断をして、どのような状態にあるのか、何もわからないだけに気になります。原爆症の認定では爆心地から三・五キロ以内で被爆して、後にがんや白血病になった場合、特別な理由のないかぎり認定するように改定されました。これは一ミリシーベルト前後の被曝に相当します。ですから広島や長崎の原爆被爆者だけではなく、原発の被曝労働者もこの基準で健康管理と補償をすべきです」

しかし厚生労働省は二〇一六年四月、電離放射線障害防止規則を改定して、重大事故が起きたときの作業員の被曝線量を二五〇ミリシーベルトに引き上げた。福島で暫定的に適用した限度線量を復活させたことになる。村田さんによると、原爆の爆心地から一・七キロで直爆を受けた線量に相当するという。

また厚生労働省は二〇一六年十二月、被曝により甲状腺がんを発症して切除手術をした元作業員の労災を認定している。労災認定されたのは、四十代の元男性作業員だった。福島第一原発事故後の労災は、白血病を発症した二人の元作業員に認められたが、甲状腺がんは初めてである。『朝日新聞』は次のように報じた。

〈男性は一九九二年から二〇一二年まで福島第一原発など複数の原発で原子炉の運転や監視業務などに従事し、一四年四月に甲状腺がんと診断された。一一年三月の事故後は、水量計や圧力計などの確認、注水ポンプなどの燃料補給などを行い、一号機と三号機の原子炉建屋の水素爆発時も敷地内で作業に当たっていた。全身の累計被曝量は約一五〇ミリシーベルトで、約一四〇ミリが事故後の被曝だった。約四〇ミリは放射性物質を体内に取り込んで起きる内部被曝だった〉

（二〇一六年十二月十七日付朝刊）

厚生労働省などによると、原発労働者の労災認定は福島第一原発事故以外でも、これまでに十三人（白血病六人、悪性リンパ腫五人、多発性骨髄腫二人）が認定されている。多発性骨髄腫は長尾さん以後に一人、悪性リンパ腫は喜友名さん以後に四人が認定された。原発の運転開始から、喜友名さんが認定された二〇〇五年までの三十五年間で十人の労災認定（ＪＯＣ東海村での被曝労働者三名を含む）がなされたが、福島の原発事故後の六年間で既に四人が白血病、甲状腺癌で労災認定されている。このことから村田さんは、次のように指摘する。

「福島第一原発事故後の被曝労働者の被曝線量が極めて高くなっていると考えられます。つまり、被曝労働の深刻さを明確に示していると言えます」

そして村田さんは、被曝労働者の立場から次のように語り、早急な対策を訴える。

「健康管理手帳すら本人に渡していないのに、これだけの線量を押しつけるのは命の軽視です。現在の下請け労働の差別と収奪の雇用形態では、原発労働者の健康は守れません。確かに下請けの労働者がいないと廃炉も収束作業もできません。しかし私は、原発労働者の身分や生活を守る体制ができなければ、被曝労働に就かせてはいけないと思います。病気になれば障害年金を支給する、医療費は無料にする、最低限の生活を保障するといった公的な制度が必要なのです」

被害者・患者の目線に立つのが医師の中立

「水俣が福島で繰り返されてはなりません。しかし御用学者が先頭に立って、被災者の被曝の影響と健康状態を過小評価しているように思います」

水俣病訴訟に取り組んだ経験から、村田さんは福島を案じている。

「水俣病の認定を棄却された患者さんのカルテを百五十人分手に入れて分析したことがあります。神経内科と精神医学の医師によって症状の取り方が違っていました。神経内科は、水俣病の運動失調はこうであるはずとの基準を前提にしているので、厳格になります。精神医学はあるがままの所見をとっていますが、高齢者だからこの程度の症状はあるだろうとカルテに記載するのです。これでは認定が厳しくなり、救済が遅れるはずだと痛感しました」

村田さんは「医者は被害者・患者の目線で発言すべきで、それが医師として中立の立場ではないでしょうか」と語る。中立の考え方について村田さんは、水俣病研究の第一人者だった原田正純医師から教えられた、と雑誌『医者塾』で述べている。

〈私が尊敬する原田先生が、「医学には中立はない」とおっしゃっています。医者が「因果関係が明らかでないので、何ともいえません」と言ったとしましょう。科学的中立の立場に徹しているように見えますが、実は中立ではなく否定になってしまうのです。医学は科学の一つですが、医者は純粋に科学に徹することはできません。「医者は、患者の目線で発言しないと、本当の中立ではない」と原田先生は言っているのです。「お前は患者の側で物を言いすぎると批判されても、私は中立の立場である。医者としての中立の立場とは、患者の視点に立つこと。患者側についていると言われても、私は動じません」と言われました。（中略）患者さんの目線になるというのは、一方的に味方をすることとは違います。水俣病の患者さんの診断書を書く時も、違うときは「あなたは水俣病とは言えないです」とはっきり言わなければならない。ただその時に「水俣病の典型的な症状がそろっていないので、今のところ水俣病とは言えません。また、その他の病気である可能性もあります」と補足の説明をするのです。「この症状は治るかもしれない。こうしたらどうですか」と言うわけですね。「水俣病ではない。どうぞお帰りください」ではなく、次の道筋を出してあげる。そうすると患者さんも納得してくれます。

水俣病かそうでないかは、患者さんにとってとても大きな問題です。だからこそ診断に一時間も二時間もかける。裁判にいつ出してもいいように検査をしておくのです。五分や一〇分しか診察せずに結論を出していたら、裁判所に証拠を出しなさいと言われて「こんな診断書で」になってしまいますから。これだけ真摯に検査をしているから、患者さんに「違う」と言っても納得してくれる。それは患者さんに対する誠意でもあるし、医者としての誇り。だから、裁判の証言に出て「あなたは神経内科の医者でもない、ただの臨床医ではないか」と弁護士に非難されボロボロにされながらも、「私が診て、こう診断したのだから、間違いないと思います」と、真っ直ぐいえるのです〉

村田さんらしい、医師としての信念に満ちた発言だが、「原発事故に思う」と出した次のエッセイでも真っ直ぐに述べている。胸に響く内容なので、その概略を紹介したい。

〈「一〇〇ミリシーベルト以下では、直ちに健康障害は起こりません」

いわゆる放射線医学の専門家や官房長官や政治家から、新聞・テレビで、何度、このフレーズを聞かされたことだろう。突っ込みが上手《うま》い大阪人ならずとも「そしたら、長期的には健康影響が出るんやな」と言いたくなるはずである。このフレーズが昨年の流行語大賞にノミネートされたのは、放射線被曝の危険性を過小評価し、無用な被曝を強要された住民や事故後の収束作業に従事し最大の放射線被曝をしている労働者の命と健康を、あまりにも軽視していることを国民が熟知しているからである。

東日本大地震と大津波による福島第一原発の大規模な爆発と炉心溶融は、おびただしい放射性物質を大気中に放出し、そして東京電力による意図的な汚染水の放出により海洋汚染をもたらし、立地点の福島県のみならず東日本全体に深刻な放射能汚染をもたらした。

この事態への対応で、東京電力も、原発を推進してきた政府もまた「想定外」の地震、津波規模を強調し、重大な放射能汚染を起こした事故の責任をとろうとしない。原発の安全性を「保証」してきた原子力安全委員会を構成する科学者や専門家もまた同様に、とおり一遍の反省は口にするが、早くも停止中の原発の再稼働を認めるなど、責任をとる気配もない。この中で医師・科学者の社会的役割や「医学の中立性」が改めて問われている。絶対的に最大の知識と精報を持ち、政策決定・実行に必要な審議会での答申等を行う役割を持つ、科学者・医者が、被害者に対して「中立」「科学性」の名のもとに「問題になるような有意な被害は起こらない」として、被害の過小評価をするのは、これまでの水俣病などの公害問題における被害隠しで繰り返された構図であった。

今また福島原発事故でも放射能汚染による被害隠しの構図が見えてくる。(中略) 現在は「一〇〇ミリシーベルト以下でも一定の割合で癌や白血病が増加する」ことが明らかになってきたし、急性障害が起らないとされてきた二五〇ミリシーベルト以下でも放射線感受性の高い人の間では急性障害が出ていた。この様な事実を覆い隠して、冒頭の「一〇〇ミリシーベルト以下では健康障害は起こらない」というのは、被爆者の尊い犠牲の上に成り立っている貴重なデータを生かすことなく、隠していくことである。

このことは、今後予想される「健康被害が放射能汚染に起因する」ことを否定し、責任を免罪するための下準備と考える。避難住民を年間五〜二〇ミリシーベルト以下の地域に子供や乳幼児・妊婦も含めて居住する事ができるようにすることなど、放射線防護の観点から言えば、全く言語道断である。同時に「いのちを大切にし、守るべき立場にある」医者・科学者が同意していることは許されない。いまこそ、どのような立ち位置で生きていくかが問われていると思う〉

（大阪府教職員互助組合の季刊誌『互助だより　希燦時（KISANNJI）』二〇一二年冬号）


東京電力福島第一原発事故の一年後に寄せた村田さんの主張だが、現在も色褪せることなく、むしろ今こそ耳を傾けるべきだろう。

村田さんは政府が帰還の目安にした「年間の被曝量が二〇ミリシーベルト以下」についても、あらためて異を唱える。

「年間二〇ミリシーベルトの地区に住むとなると、被曝労働者の白血病の認定基準の年間五ミリシーベルト以上の被曝することになります。だから、帰還した住民が白血病を発症したら、国の責任で労災認定に見合う補償をすべきです。健康診断も補償も年間一ミリシーベルトを基準にすべきで、それが認められないのであれば避難地域を解除して住民を帰還させるなど無責任です」

村田さんは続けて、再稼働の問題に言及した。

「原発を再稼働するということは、福島の原発事故で被害を受けた方々に目を向けなくてもよいというロジックではないでしょうか。被害者に目を向けていくということは、再稼働に反対していくことと直結しています」

被曝労働者を診てきた村田三郎さんは「核と人類は共存できないのです」と結んだ。

あとがき

映画監督の新藤兼人さんといえば、原水爆を告発した『原爆の子』『8・6』『第五福竜丸』などの重厚な作品で知られる。新劇の団十郎と評判をとった丸山定夫の率いる移動演劇「桜隊」の園井恵子や仲みどりら九人が滞在先の広島で原爆に遭って悶死《もんし》していく様を描いたドキュメンタリー映画『さくら隊散る』について、生前にインタビューした。そのとき新藤監督はこう話された。

「無念の思いを残し、新劇の俳優はどのようにして死んでいったかを克明に描けば、放射能がどんなふうにして人間を殺したかわかると思いました」

原爆の怖《おそ》ろしさは、落とされた直後はもとより、放射線の人体に及ぼす影響がより残酷《ざんこく》なのです——と広島市出身の新藤監督は強調された。監督は著書『さくら隊散る』にこう記している。

放射能が人間の体にしのびこんで、内部臓器を食いちらす状況は、丸山定夫、園井恵子、高山象三、仲みどり、がたどった死のプロセスが如実に物語っている。ピカッと光った瞬間に即死した以外の人はみな、こんな経過をふんでたおれたのだと思う。いったん助かって、ほっとさせ、あとからじわじわと殺すのだから、怖ろしい正体の怪物である。（中略）おそらく今後、人類が放射能にさらされることがあるとすれば、丸山定夫たちのようにして死んで行くだろう。

さて、本書である。原爆はいかにして人間を壊したのか、壊し続けているのか――。このテーマは新藤監督からいただいたと思っている。そこで私は、被爆者を診てきた医師のカルテ（視点）からあらためて追究していくことに決めた。毎日新聞大阪本社発行の朝刊連載「平和をたずねて」のシリーズで「核の傷痕　医師の診た記録」の連載に取り組んだ。原爆放射線によって傷つけられた染色体が多重がんをひき起こしている事実に、新藤監督が指摘された通りだと、あらためて認識させられた。「核の傷」の怖ろしさである。ところが「核の傷」は、原爆にかぎらなかった。

東京電力福島第一原発事故後に福島で小児甲状腺がんの増加がみられた。原発労働者のなかには、事故後に甲状腺がんや白血病の労災認定を受けた人もいる。今後さらに増えるであろう事故処理や廃炉作業を担う原発労働者の累積被曝線量も心配される。そうした観点から「続・医師の診た記録」の連載を続けた。

原爆だけでなく、原発のシビアアクシデント（過酷事故）でも「核の傷」は深刻であった。チェルノブイリや福島で、原発事故によるのではないかと推量される疾患を診てきた医師たちは、低線量被曝による人体への影響に警告を発している。だが日本政府は、小児甲状腺がんをはじめ被災者の疾病と原発事故との因果関係を認めていない。

振り返れば、米軍により原爆を落とされたときの軍部は「原子爆弾」を「新型爆弾」と言い換え、また福島の原発事故で政府と東京電力は当初、「炉心溶融」（メルトダウン）を「炉心損傷」と発表している。そうして深刻な問題を先送りしたため、取り返しのつかない被害を生み出してきた。

外務省が二〇一七年十二月に公開した外交文書によると、チェルノブイリ原発事故の直後に日本で開催された主要国首脳会議（G7、東京サミット）で、議長国の日本が主導して原発推進に影響のない表現で声明をまとめていたことがわかった。

都合の悪い本質を見えにくくしてきた事実があるゆえに、健康への影響は過小に評価されてはならない。国連人権委員会の「健康に関する権利」特別報告者のアナンド・グローバー氏は二〇一三年五月、人権に重きを置いて健康を守る施策を実施するように、日本政府に勧告を提起した。しかし政府は、国連の人権理事国でありながら「グローバー勧告」を無視して、福島の避難基準を二〇倍にも緩和している。

さらに日本政府は原発の再稼働にも積極的である。再稼働するには、国の行政機関である原子力規制委員会の審査に合格しなければならないが、関西電力の高浜三、四号機（福井県）や四国電力の伊方三号機（愛媛県）、そして二〇一七年十二月には東京電力の柏崎刈羽原発六、七号機（新潟県）が合格した。その東京電力には、大事故を起こした福島第一原発の廃炉を含めて、未解決の問題が山積している。

未解決といえば、根本的な問題がある。原発から出る高レベル放射性廃棄物（核のごみ）を、地下三百メートルより深い地層に数万年以上にわたって埋設隔離する方針だが、その最終処分場はいまだ決まっていない。原発を再稼働し、核のごみを増やし続ける原発政策の先行きを考えると暗澹《あんたん》としてくる。

核兵器に目を向ければ、トランプ米政権が二〇一八年二月に公表した核戦略指針「核体制の見直し（NPR）」は、核軍縮の歴史を踏みにじる内容だった。核兵器以外の攻撃を受けた場合、つまり通常兵器に対しても反撃用に使える小型核を導入するというのだから、核兵器を使うハードルを下げたことになる。

核被害を想像すると、「小型」という言葉に騙されてはならない。それでも日本政府は「拡大抑止への責務を明確にした」と高く評価した。従米軍国主義国家になっていくのではないかと危惧される。

核保有国や「核の傘」に頼る国々は、核抑止力の必要性を強調してきた。しかし、核ミサイルを体制温存の外交取引きに使う北朝鮮に対して、抑止力は逆効果だったと言わざるを得ない。核抑止力を強調すればするほど、核を持とうとする国が現れる。核保有国が増え続けている現実からして、第二、第三の北朝鮮が出てくるのではないか、との懸念は消えない。

かつて自由民権運動を担った中江兆民は〈戦争はノイローゼから始まる〉(『三酔人経綸問答』)と断じて、次のように解き明かしている。

〈こちらが相手を恐れ、あわてて軍備をととのえる。すると相手もまたこちらを恐れて、あわてて軍備を整える。双方のノイローゼは、月日とともに激しくなり、そこへまた新聞というものまであって、各国の実情とデマを無差別に並べて報道する。(中略)おたがいに恐れあっている二国の神経は、いよいよ錯乱してきて、先んずれば人を制す、いっそこちらから口火をきるにしかず、と思うようになる。そうなると、戦争を恐れるこの二国の気持ちは、急激に頂点に達し、おのずと開戦になってしまうのです〉

核抑止力も「軍拡ノイローゼ」であろう。中江兆民によれば、メディアも自戒を求められている。

広島原爆で被爆した哲学者、森瀧市郎さん（一九〇一年〜九四年）は「核と人類は共存できない」と首唱した。だが私たちは、今なお「核の世界」におかれている。

東京電力福島第一原発の事故から七年が過ぎても、約五万人の避難者がいるうえ、小児甲状腺がんをはじめとする健康問題の心配は消えない。被爆の国の政府は、核兵器禁止条約に署名せず、原発の再稼働と売り込みに余念がない。原爆と原発は地球の上に根を下ろしてしまった。

そうしたなかにあって、一条の光がさしたのも事実である。現在の核状況を憂慮した世界百二十二カ国により、二〇一七年七月に国連で核兵器禁止条約が採択された。この画期的な核兵器禁止条約を被爆者と連携して主導した国際ＮＧＯ「核兵器廃絶国際キャンペーン」（ＩＣＡＮ）が、この年のノーベル平和賞に輝いた。

私たちは「医師が診た核の傷」の重い問いかけを、これまでにもまして受け止めなければならない。私たち一人ひとりの問題にちがいないが、核兵器禁止条約に反対している国々の為政者はもとより、原発の稼働を押し進める国々の為政者も然りである。なぜなら医師たちのカルテは、「核と人類は共存できない」と明確に示している。

本書は『毎日新聞』の連載をもとに、改稿と加筆を行って一冊にまとめました。出版にあたっては、貴重な解説や資料（論文や写真）を寄せていただいたドクターの皆様に深謝申し上げます。肩書きや年齢や講演録などは取材当時のままとさせていただきました。

藤原書店の藤原良雄社長と編集部の山﨑優子さんには、『核を葬れ！――森瀧市郎・春子父娘の非核活動記録』の刊行に続いて、このたびも大変お世話になりました。ここに、あらためて深く感謝申し上げます。また新聞連載時は『毎日新聞』の同人に何かと協力していただきました。皆さん、有り難うございました。

二〇一八年八月

広岩近広

主な引用・参考文献

広島原爆障害対策協議会『被爆者とともに——続広島原爆医療史』非売品（一九六九年）
柴田重暉『原爆の実相』（『日本の原爆記録8』に所収）日本図書センター（一九九一年）
広島市医師会『ヒロシマ医師のカルテ』広島市医師会（一九八九年）
核戦争防止・核兵器廃絶を訴える京都医師の会『医師たちのヒロシマ』機関紙共同出版（一九九一年）
蜂谷道彦『ヒロシマ日記』日本ブックエース（二〇〇三年）
長崎医科大学物理的療法科（隊長・永井隆）『原子爆弾救護報告』（『週刊朝日』臨時増刊号・一九七〇年七月二十五日号に所収）
永井隆『この子を残して』アルバ文庫（一九九五年）
片岡彌吉『永井隆の生涯』中央出版（一九五二年）
秋月辰一郎『長崎原爆記』弘文堂新社（一九六七年）
原田東岷『ヒロシマのばら』未來社（一九九八年）
服部達太郎『原爆　ある被爆医師の証言』宇野書店（一九六九年）
鎌田七男『広島のおばあちゃん』シフトプロジェクト（二〇〇五年）
『広島県医師会速報　第二一七五号』広島県医師会（二〇一二年）
郷地秀夫『被爆者医療から見た原発事故』かもがわ出版（二〇一一年）

郷地秀夫『「原爆症」 罪なき人の灯を継いで』かもがわ出版（二〇〇七年）
機関誌『長崎医学会雑誌 八三巻』長崎医学会（二〇〇八年）
機関誌『広島医学 六九巻第四号』広島医学会（二〇一六年）
機関誌『社会医学研究 第二四号』日本社会医学会（二〇〇六年）
報告集『安全な島に帰りたい』ロンゲラップ島民支援代表団（二〇一三年）
東京都立第五福竜丸展示館ニュース『福竜丸だより』（二〇一三年、五・六月号）
中澤正夫『ヒバクシャの心の傷を追って』岩波書店（二〇〇七年）
月刊『地域保健』東京法規出版（二〇一五年六月号）
佐渡敏彦監修、武市宣雄・星正治・安井弥『放射線被曝と甲状腺がん――広島、チェルノブイリ、セミパラチンスク』渓水社（二〇一一年）
佐藤幸男・和田あき子『チェルノブイリから何を学んだか』岩波ブックレット（一九九六年）
放射線被曝者医療国際協力推進協議会編『原爆放射線の人体影響 改訂第二版』文光堂（二〇一二年）
津田敏秀『医学者は公害事件で何をしてきたか』岩波現代文庫（二〇一四年）
『世界のヒバクシャ』（核戦争防止国際医師会議ドイツ支部が作成した解説付きポスター展の日本語版）世界核被害者フォーラム実行委員会（二〇一五年）
雑誌『科学』（二〇一六年八月号、二〇一七年七月号）岩波書店
ジュノーの会『ジュノーさんのように 1〜7』而立書房（二〇一一年）
季刊『四葉のクローバーたより 一〇号』原発を考える会・玉川学園（二〇一五年）
雑誌『ママレボ 一〇号』ママレボ編集チーム（二〇一五年）
ヒューマンライツ・ナウ『国連グローバー勧告――福島第一原発事故後の住民がもつ「健康に対する権利」

の保障と課題』合同出版（二〇一四年）
黒部信一『放射線と健康　本当に私たちが知りたい50の基礎知識』東京書籍（二〇一三年）
黒部信一『放射能対策ハンドブック　原発事故と子どもたち』三一書房（二〇一二年）
中澤正夫『「福島に生きる」ということ――バラバラ・ハラスメントを超えて』本の泉社（二〇一八年）
ユーリ・I・バンダジェフスキー『放射性セシウムが人体に与える医学的生物学的影響　チェルノブイリ原発事故被曝の病理データ』久保田護訳、合同出版（二〇一一年）
報告集『原発内被曝労働者の闘い――岩佐訴訟』岩佐訴訟を支援する会（一九八七年）
石丸小四郎・建部暹・寺西清・村田三郎『福島原発と被曝労働』明石書店（二〇一三年）
資料『福島原発　被曝労働者の実態』双葉地方原発反対同盟（一九八二年）
資料『原爆被害者の健康・生活・労働実態調査』交野市原爆被害者の会・阪南中央病院調査実行委員会（一九八八年）
プラニングM2『医者塾　Vol. 15』医者塾委員会（二〇一二年）
季刊誌『互助だより　希燦時　二〇一二年冬号』大阪府教職員互助組合
報告集『被爆七〇周年　非核平和シンポジウム』ヒバク反対キャンペーンなどによる非核平和シンポジウム実行委員会（二〇一五年）
新藤兼人『さくら隊散る』未來社（一九八八年）
文献1と文献2　武市宣雄他：I-131による甲状腺機能亢進症治療後の甲状腺組織変化　その1　広島医学、29、1976
文献3　Ito, T, Activated RET oncogene in thyroid cancers of children from areas contaminated by the Chernobyl

accident. The Lancet, 344 1994
文献4　Takeichi, N. etal.（eds）The Chernobyl Accident. Thyroid Abnormalities in Children, Congenital Abnormalities and Other Radiation Related Information -The First Ten Years-. Nakamoto Sogo Printing Co., 1996
文献5　武市宣雄他：チェルノブイリ原発事故被災小児の甲状腺がん　九年を経過する所で　医学のあゆみ、173、1995

その他
原爆被爆者の死亡率に関する研究（LSS）第一四報　一九五〇―二〇〇三年：がんおよびがん以外の疾患の概要　Radiat Res 2012 (March); 177（3）:229-43（放射線影響研究所、放射線影響協会）
清水由紀子『広島・長崎における原爆被爆者のデータに基づく放射線被曝と循環器疾患死亡リスクの関係、一九五〇―二〇〇三年』放射線影響研究所（二〇一〇年）
甲状腺癌取扱い規約（二〇一五年十一月）日本甲状腺外科学会編
『中国新聞』、『神戸新聞』、『朝日新聞』、『毎日新聞』、官邸や厚生労働省や外務省などのホームページ、「311甲状腺がん家族の会」「3・11甲状腺がん子ども基金」などのホームページから引用、この他に新聞各紙、各種団体のホームページ、学会誌、ミニコミ紙などを参考

著者紹介

広岩近広（ひろいわ・ちかひろ）

1950年大分県生まれ。電気通信大学電波通信学科卒業。1975年に毎日新聞社に入社。大阪社会部や「サンデー毎日」編集部で事件と調査報道に携わる。2007年から専門編集委員に就任し、原爆や戦争を取材・執筆、大阪本社発行の朝刊連載「平和をたずねて」で第22回坂田記念ジャーナリズム賞を受賞。2016年から毎日新聞客員編集委員。
主な著書に『核を葬れ！——森瀧市郎・春子父娘の非核活動記録』（藤原書店、2017）『わたしの〈平和と戦争〉——永遠平和のためのメッセージ』（編、集英社、2016）『戦争を背負わされて——10代だった9人の証言』（岩波書店、2015）『被爆アオギリと生きる——語り部・沼田鈴子の伝言』（岩波ジュニア新書、2013）。

医師《いし》が診《み》た核《かく》の傷《きず》——現場《げんば》から告発《こくはつ》する原爆《げんばく》と原発《げんぱつ》

2018年 9月10日　初版第1刷発行©

著　者　広　岩　近　広
発行者　藤　原　良　雄
発行所　株式会社　藤　原　書　店

〒162-0041　東京都新宿区早稲田鶴巻町523
電　話　03（5272）0301
FAX　03（5272）0450
振　替　00160 - 4 - 17013
info@fujiwara-shoten.co.jp

印刷・製本　中央精版印刷

落丁本・乱丁本はお取替えいたします
定価はカバーに表示してあります

Printed in Japan
ISBN978-4-86578-188-5

新しい学としての「水俣学」

水俣学研究序説

原田正純・花田昌宣編

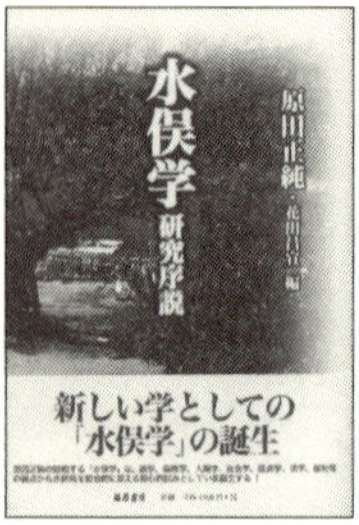

医学、公害問題を超えた、総合的地域研究として原田正純の提唱する「水俣学」とは何か。現地で地域の患者・被害者や関係者との協働として活動を展開する医学、倫理学、人類学、社会学、福祉学、経済学、会計学、法学の専門家が、今も生き続ける水俣病問題に多面的に迫る画期作。

Ａ５上製　三七六頁　**四八〇〇円**
（二〇〇四年三月刊）
◇978-4-89434-378-8

メディアのなかの「水俣」を徹底検証

「水俣」の言説と表象

小林直毅編
伊藤守／大石裕／烏谷昌幸／小林義寛／藤田真文／別府三奈子／山口仁／山腰修三

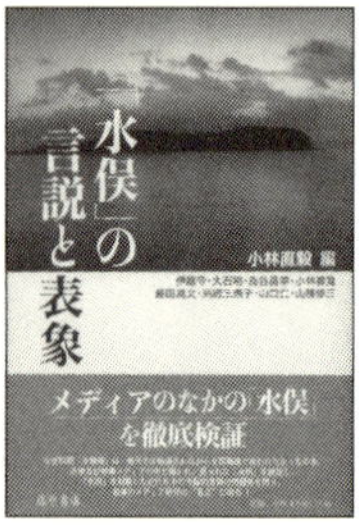

活字及び映像メディアの中で描かれ／見られた「水俣」を検証し、「水俣」を封殺した近代日本の支配的言説の問題性を問う。従来のメディア研究の〝盲点〟に迫る！

Ａ５上製　三八四頁　**四六〇〇円**
（二〇〇七年六月刊）
◇978-4-89434-577-5

「もやい直し」と水俣の再生

「じゃなかしゃば」新しい水俣

吉井正澄

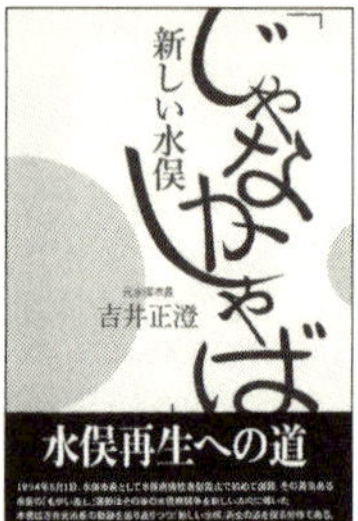

〝「じゃなか娑婆《しゃば》」（＝これまでの社会システムとは違う世の中）を作ろう〟――一九九四年五月一日、水俣市長として水俣病犠牲者慰霊式で初めて謝罪。その勇気ある市長の「もやい直し」運動はその後の水俣病闘争を新しい方向に導いた。本書はその吉井元市長の軌跡を振り返りつつ「新しい水俣」再生の道を探る労作である。

四六上製　三六〇頁　**三二〇〇円**
（二〇一六年一一月刊）
◇978-4-86578-105-2

〝放射線障害〟の諸相に迫る

誕生前の死

（小児ガンを追う女たちの目）

綿貫礼子＋「チェルノブイリ被害調査・救援」女性ネットワーク編

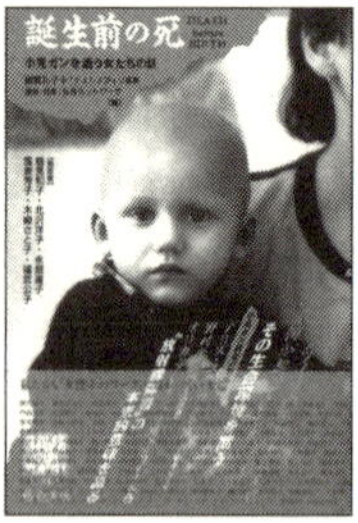

我々をとりまく生命環境に今なにが起っているか？　次世代の生を脅かす〝放射線障害〟に女性の目で肉迫。その到達点の一つ、女性ネットワークの主催するシンポジウムを中心に、内外第一級の自然科学者が豊富な図表を駆使して説く生命環境論の最先端。

Ａ５並製　三〇四頁　**二三三〇円**
（一九九二年七月刊）
◇978-4-938661-53-3

戦争を超えて生きる人々の〝魂〟

大石芳野写真集

アフガニスタン 戦禍を生きぬく

大石芳野

跋＝鶴見和子／近現代史解説＝前田耕作

厳しい自然環境に加え、長年の戦争によって破壊し尽くされた国土で、心身に負った深い傷を超えて生きる女性や子供たちの〝魂〟を、透徹した眼差しで浮き彫りにする。　**オールカラー**

第38回造本装幀コンクール展入賞

Ｂ４変上製　二四八頁　**一〇〇〇〇円**

（二〇〇三年一〇月刊）

◇978-4-89434-357-3

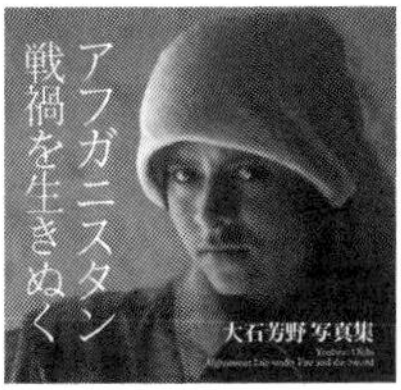

〝犠牲者は、いつも子どもたちだ〟

大石芳野写真集

子ども 戦世《いくさよ》のなかで

大石芳野

戦争や災害で心身に深い傷を負った人々の内面にレンズを向けてきた大石芳野の、一九八〇年代から現在に至るまでの作品の中から、世界各地の子どもたちの瞳を正面からとらえた作品一七六点を初めて一冊にまとめた、待望の写真集。　**２色刷**

Ａ４変上製　二三二頁　**六八〇〇円**

（二〇〇五年一〇月刊）

◇978-4-89434-473-0

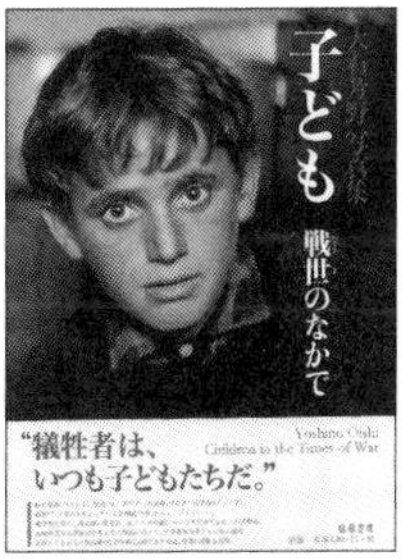

撤去完了に二百年

大石芳野写真集

〈不発弾〉と生きる

〔祈りを織る ラオス〕

大石芳野

ベトナム戦争当時、国民一人に一トンも投下された爆弾の一部が〈不発弾〉と化して、三〇年以上を経た現在もラオスの人びとの日常を破壊している。クラスター爆弾の非人道性が厳しく問われる今、美しい染織文化をもつ小国で〈不発弾〉に苦しむ人びとの祈りを受け止める。　**オールカラー**

四六倍判変上製　二三二頁　**七五〇〇円**

（二〇〇八年一一月刊）

◇978-4-89434-661-1

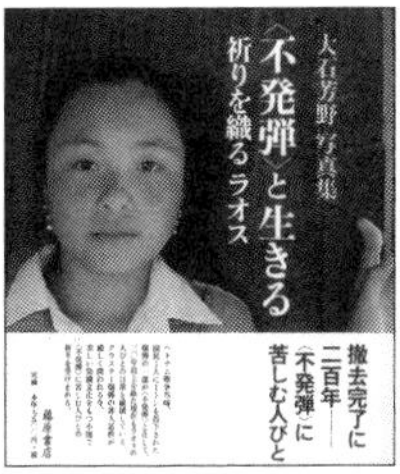

人びとの怒り、苦悩、未来へのまなざし

大石芳野写真集

福島 FUKUSHIMA 土と生きる

大石芳野　**小沼通二＝解説**

戦争や災害で心身に深い傷を負った人びとの内面にレンズを向けてきたフォトジャーナリストの最新刊！　東日本大震災と福島第一原発事故により、土といのちを奪われた人びとの怒り、苦悩、そして未来へのまなざし。

２色刷　全二二八点

第56回ＪＣＪ賞受賞

四六倍変判　二六四頁　**三八〇〇円**

（二〇一三年一月刊）

◇978-4-89434-893-6

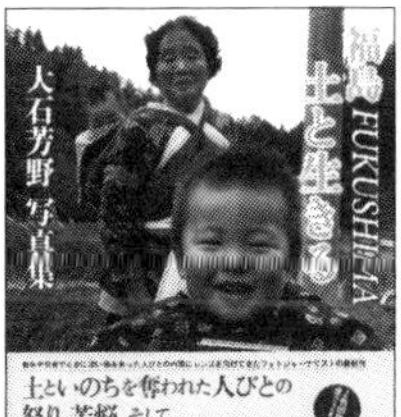

専門家がいち早く事故分析

福島原発事故はなぜ起きたか

井野博満・後藤政志・瀬川嘉之
井野博満編

「福島原発事故の本質は何か。制御困難な核エネルギーを使いこなせるという過信に加え、利権にむらがった人たちが安全性を軽視し、とられるべき対策を放置してきたこと。想定外でもなんでもない」（井野博満）。何が起きているか、果して収束するか、大激論！

Ａ５並製　二二四頁　一八〇〇円
（二〇一一年六月刊）
◇978-4-89434-806-6

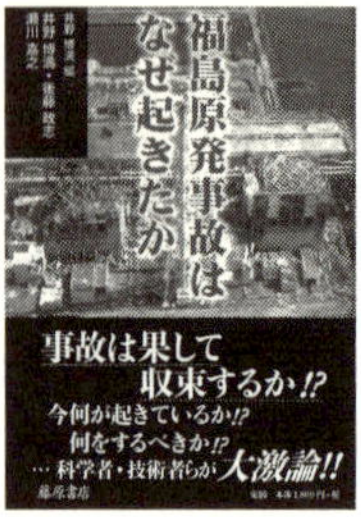

〝原理〟が分かれば、除染はできる

放射能除染の原理とマニュアル

山田國廣

住宅、道路、学校、田畑、森林、水系……さまざまな場所に蓄積した放射能から子供たちを守るため、現場で自ら実証実験した、「原理的に可能な放射能除染」の方法を紹介。責任はどこにあるか。誰が行うか。中間貯蔵地は、仮置き場は……「除染」の全体像を描く。

Ａ５並製　三二〇頁　二五〇〇円
（二〇一二年三月刊）
◇978-4-89434-826-4

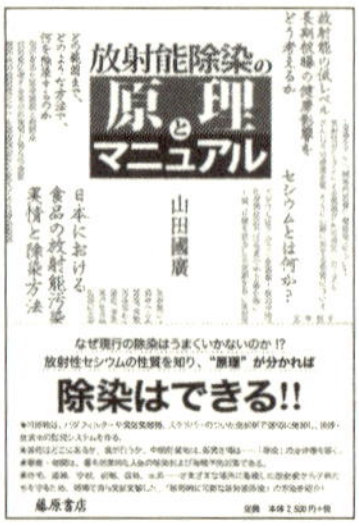

次世代を守るために、元に戻そう！

除染は、できる。

〈Q&Aで学ぶ放射能除染〉

山田國廣
協力＝黒澤正一

自分の手でできる、究極の除染方法が、ここにある!!　二〇一三年九月末の「公開除染実証実験」で成功した〝山田式除染法〟を徹底紹介！　「本書の内容は、『元に戻そう！』という提案です。そのために〝必要な〟除染とは、『安心の水準』にまで数値を改善することであり、『風評被害を打破するために十分な水準』でもあります。」（本書より）

Ａ５並製　一九二頁　一八〇〇円
（二〇一三年一〇月刊）
◇978-4-89434-939-1

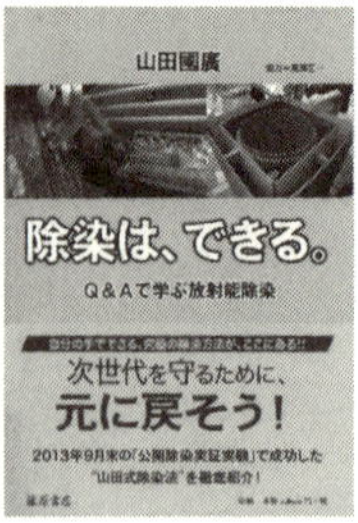

父娘の訴えが「核兵器禁止条約」につながる

核を葬れ！

（森瀧市郎・春子父娘の非核活動記録）

広岩近広

「核と人類は共存できない」「人類は生きねばならぬ」……森瀧父娘は訴え続けた。そして「核兵器禁止条約」が二〇一七年七月に採択。核実験が繰り返され、劣化ウラン弾が製造・使用され、「平和利用」の名のもと原発がはびこる現在をのりこえ、全世界的な〝核〟の悪循環を断ち切り、核被害者（ヒバクシャ）を出さないために。

四六並製　三五二頁　**二六〇〇円**
（二〇一七年七月刊）
◇978-4-86578-130-4

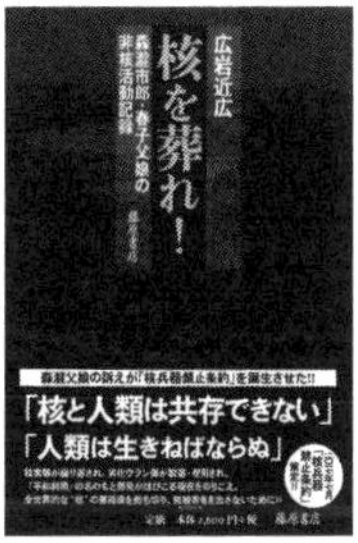

〝遅すぎることはない！〟

テクノクラシー帝国の崩壊

（「未来工房」の闘い）

R・ユンク　山口祐弘訳

危険が大きすぎるゆえに、技術への人間の従属を強いる原発産業の構造を、四〇年前に著者は暴いた。生物工学、情報産業などの過剰な進展が同様の〝帝国〟をもたらすと訴え、代替エネルギー、環境保全、反核・反原発等々、〝生命の危機〟に抵抗する全ての運動の連帯を説く。

四六変上製　二〇八頁　**二八〇〇円**
（二〇一七年一〇月刊）
◇978-4-86578-146-5
PROJEKT ERMUTIGUNG　Robert JUNGK

われわれは原子力から逃れることが出来るのか⁉

原子力の深い闇

（〝国際原子力ムラ複合体〟と国家犯罪）

相良邦夫

戦後、世界は原子力（＝核）を背景に平和を享受し続けてきた。だが、今や我々をとりまく環境は、原子力に包囲し尽くされてしまった。本書は、国連諸機関並びに原子力推進諸団体及び国家などが、原子力を管理・主導する構造（国際原子力ムラ複合体）を、現在入手しうる限りの資料を駆使して解明する告発の書である。

Ａ５並製　二三二頁　**二八〇〇円**
（二〇一五年六月刊）
◇978-4-86578-029-1

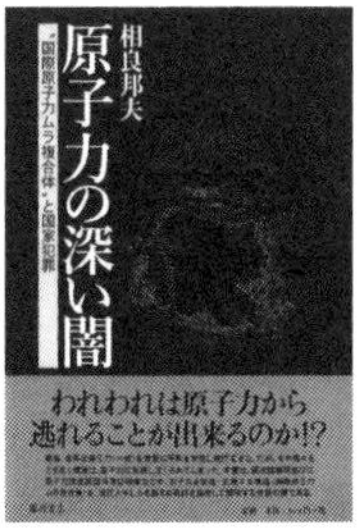

戦後政治の生き証人"塩爺"が語る

ある凡人の告白

〈軌跡と証言〉

塩川正十郎

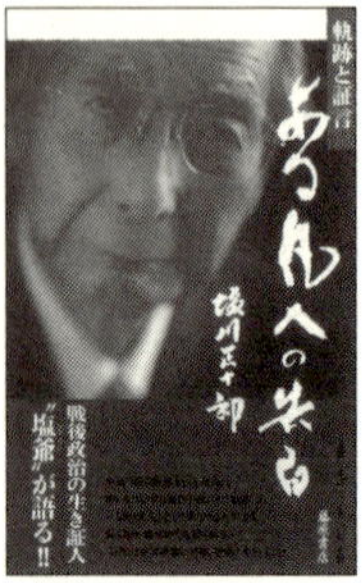

小泉内閣の財務大臣を最後に、惜しまれながら政界を離れた"塩爺"が、一人の「凡人」として歩んできた半生を振り返り、政治の今を鋭く斬る。『読売』好評連載に増補、待望の単行本化。

カラー口絵一頁／モノクロ八頁

四六変上製　二七二頁　一五〇〇円
（二〇〇九年六月刊）
◇978-4-89434-691-8

絶対平和を貫いた女の一生

絶対平和の生涯

〈アメリカ最初の女性国会議員ジャネット・ランキン〉

櫛田ふき監修
H・ジョセフソン著
小林勇訳

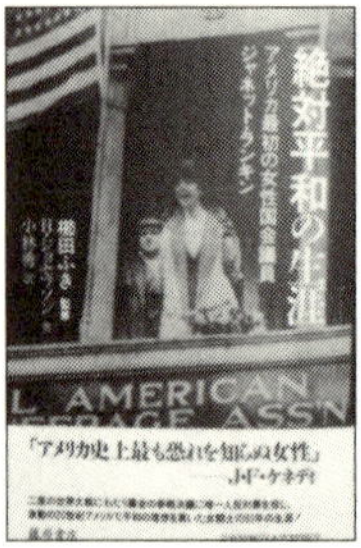

二度の世界大戦にわたり議会の参戦決議に唯一人反対票を投じ、ベトナム戦争では八十八歳にして大デモ行進の先頭に。激動の二十世紀アメリカで平和の理想を貫いた「米史上最も恐れを知らぬ女性」（ケネディ）の九十三年。

四六上製　三五二頁　三二〇〇円
（一九九七年二月刊）
◇978-4-89434-062-6

JEANNETTE RANKIN　Hannah JOSEPHSON

類稀な日本文学研究者が語る日米戦

戦場のエロイカ・シンフォニー

〈私が体験した日米戦〉

D・キーン
聞き手＝小池政行

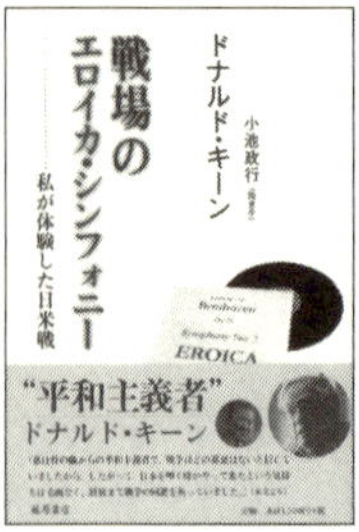

戦時中から一貫して平和主義を自覚してきたキーン氏と、自身の外交官時代から親しく交わってきた日本赤十字の小池氏の徹底対談。「私は骨の髄からの平和主義者でした」（キーン氏）。

四六上製　二一六頁　一五〇〇円
（二〇一一年八月刊）
◇978-4-89434-815-8

百歳の現役医師の、揺るがぬ"非戦"

医師のミッション

〈非戦に生きる〉

日野原重明
聞き手＝小池政行

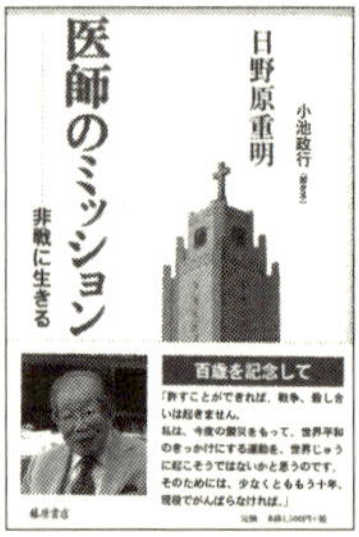

医療、看護において常に"治癒"にとどまらぬ"愛"をもって関わり続け、百歳の今もなお、新しい、より良い医療への改革を日々実践する日野原。「私は、今度の震災をもって、世界平和のきっかけにする運動を、世界じゅうに起こそうではないかと思うのです」（日野原氏）。

四六上製　一八四頁　一五〇〇円
（二〇一二年一月刊）
◇978-4-89434-838-7